대장암, 걱정마

대장암, 걱정 마

지은이 남호탁
펴낸이 안용백
펴낸곳 (주)넥서스

초판 1쇄 발행 2010년 4월 30일
초판 3쇄 발행 2010년 5월 10일

2판 1쇄 인쇄 2012년 3월 25일
2판 1쇄 발행 2012년 3월 30일

3판 1쇄 인쇄 2016년 6월 30일
3판 1쇄 발행 2016년 7월 5일

출판신고 1992년 4월 3일 제311-2002-2호
04044 서울특별시 마포구 양화로 8길 24
Tel (02)330-5500 Fax (02)330-5555

ISBN 979-11-5752-865-3 13510

저자와 출판사의 허락없이 내용의 일부를
인용하거나 발췌하는 것을 금합니다.
저자와의 협의에 따라서 인지는 붙이지 않습니다.

가격은 뒤표지에 있습니다.
잘못 만들어진 책은 구입처에서 바꾸어 드립니다.

*본 책은《똥으로 보는 나의 장 건강》의 개정판입니다.

www.nexusbook.com
넥서스BOOKS는 (주)넥서스의 실용 브랜드입니다.

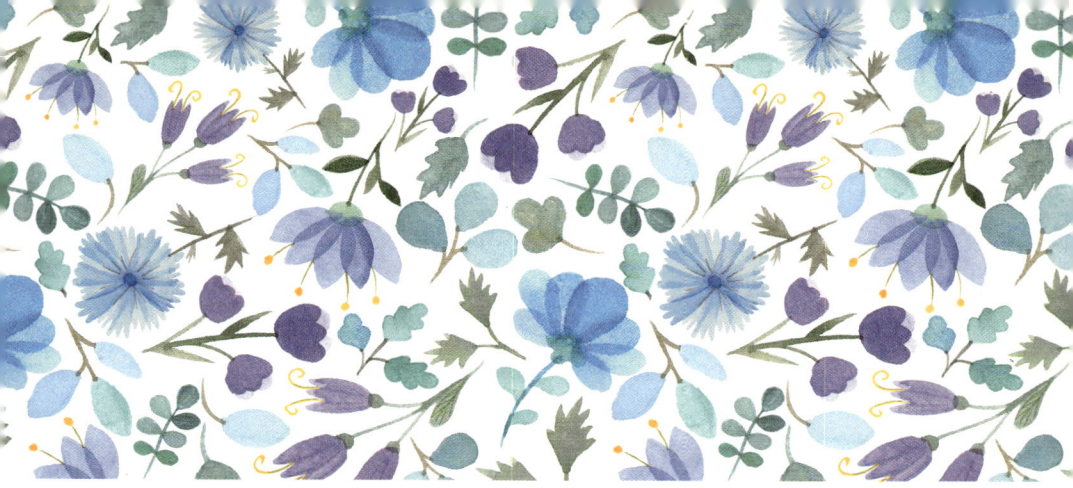

대장부터 항문까지 장 건강에 대한 모든 것

대장암, 걱정마

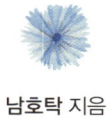

남호탁 지음

넥서스BOOKS

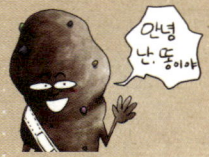

- 008   프롤로그   똥! 반갑다. 넌 나의 둘도 없는 친구야
- 216   똥꼬 의사의 못 다한 이야기
- 222   에필로그   똥! 고맙다. 이제 만나서 얘기하자

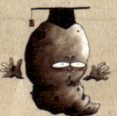

1장 아이 엠 똥

- **011   똥이 걸어온 길**
  똥 치우는 문명
  똥, 신분 상승을 꿈꾸다
- **028   똥, 그는 누구인가?**
  똥은 대사다
  똥은 열이자 통증이다
- **034   똥꼬 의사의 개똥철학**
  고통에 관하여

2장 찰리와 똥공장

- **037   똥 'Made in 대장'**
  대장의 내부 구조
  직장의 놀라운 비밀
- **043   눈물겹다, 똥의 희생**
  똥이 만들어지는 과정
- **050   대장을 움직이게 하는 피리**
  대장을 움직이는 자율 신경계
- **053   똥꼬 의사의 개똥철학**
  똥을 똥이라 하자

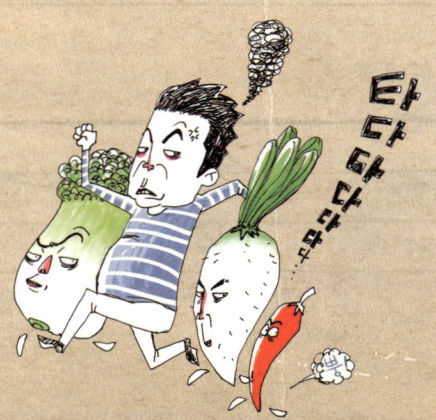
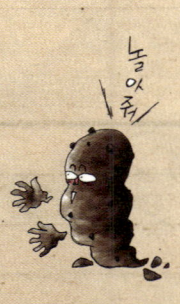

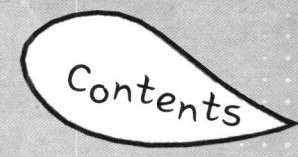

Contents

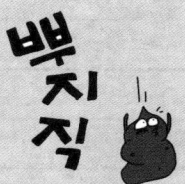

4장 똥, 그놈 목소리

079 똥의 메시지를 파악하는 세 가지
- 똥의 색깔
- 똥의 굵기
- 똥 누는 패턴

083 똥꼬 의사의 개똥철학
- 똥 싸는 인간

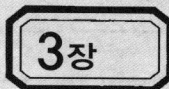

3장 대장은 괴로워

055 과민성 대장 증후군
- 대장 질환은 인간의 정서와 밀접하다
- 대장 내시경으로 확인하자
- 음식 조절이 필요하다

060 염증성 장질환의 두 얼굴
- 같은 종족을 공격한다, 궤양성 대장염
- 맹장염으로 착각하기 쉬운 크론병

065 대장 게실
- 대장 게실을 파헤치다

068 급성 충수염
- 맹장염에 대한 오해와 진실
- 복강경 수술

077 똥꼬 의사의 개똥철학
- 대한민국 아줌마로 산다는 것

5장 좋은 똥, 나쁜 똥, 이상한 똥

085 좋은 똥
- 좋은 똥의 특징
- 좋은 똥의 향?

088 나쁜 똥
- 숙변은 없다

092 이상한 똥
- 분변매복을 기억하자

096 똥꼬 의사의 개똥철학
- 똥구멍, 네가 있어 내가 산다

6장 똥꼬 괴담

099 항문 질환의 마스코트, 치질
치질의 역사

103 치질이라 불리우는 질환, 치핵
치핵이란 무엇인가?
치핵의 구조
치핵은 왜 생기는가?
치핵의 종류
치질을 부끄러워 말라

115 똥구멍이 찢어진다, 치열
왜 찢어지는가?
통증은 메가톤급

120 항문 주위 고름이 심해질 때, 치루
치루란 무엇인가?
항문 주위 농양
치루암
어린아이에게도 발병된다

132 똥꼬 의사의 개똥철학
나폴레옹을 무너뜨린 치질

7장 똥들의 침묵

135 올 어바웃 변비
똥이 안 나온다, 변비
변비의 원인

145 변비를 진단하는 방법
대장 통과 시간 검사
배변 조영술

158 똥꼬 의사의 개똥철학
프랑스 외과는 치루 구멍에서 나왔다

8장 대장이 내시경을 만났을 때

161 대장 질환을 가장 빠르게 잡아내는 방법
대장 내시경 검사를 필요로 하는 경우

166 쉽지만은 않다, 대장 내시경
마시는 게 고역, 세정액
말도 많고 탈도 많은 수면 내시경
대장 내시경은 통증을 동반한다
용종은 한 번에 해결되지 않는다
내시경 소독과 세척의 중요성

180 똥꼬 의사의 개똥철학
똥을 누며 영웅을 생각하다

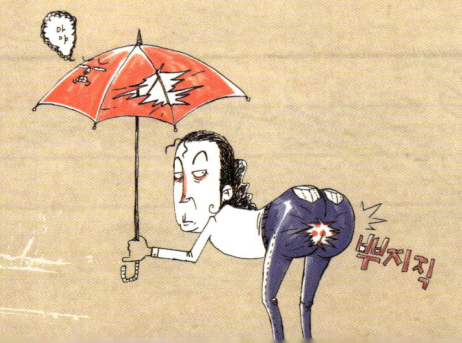

미치도록 싸고 싶었다.

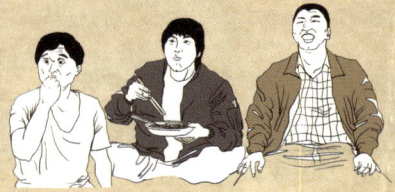

10장
대장암의 추억

195 대장암, 그는 누구인가?
한국인의 사망 원인
대장암의 모든 것
직장 수지 검사

203 대장암의 일대기
용종일 때 잡자

206 똥꼬 의사의 개똥철학
의사 선생님만 믿는다니까요

9장
똥은 네가 지난 여름에 한 일을 알고 있다?

183 똥을 비웃는 자, 용종
용종, 어느 별에서 왔니?
용종의 생김새
대장암과 용종

190 원인을 알 수 없는 빈혈

192 똥꼬 의사의 개똥철학
방귀 때문에 이혼을?

11장
화장지 휘날리며

209 과감히 쪼그리고 앉자
카타르시스의 어원은 '싸지르다'이다
엄마, 아빠 도와주세요

214 똥꼬 의사의 개똥철학
화장지의 역사

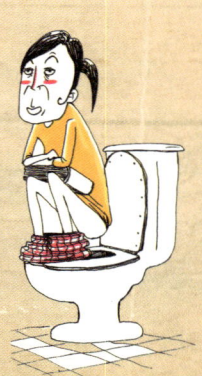

프롤로그

똥! 반갑다.
넌 나의 둘도 없는 친구야

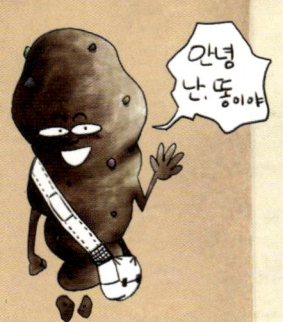

어이, 똥!

늘 붙어 다니는 친구에게 막상 편지를 쓰자니 좀 그렇다. 하지만 막상 친구인 너의 이름을 써 놓고 보니 마음이 짠하기도 하고……. 아무튼 좋다. 가까운 사이일수록 사랑 고백도 더 자주 해야 한다는 말을 들으면 닭살부터 돋곤 했는데 꼭 그런 것만은 아니라는 생각이 드는 아침이다. 그나저나 웬일이냐고? 말은 하지 못했지만 항상 너를 바라보고 있자면 고마운 한편 마음이 아팠어. 너에 대한 편견과 홀대를 보면서 이건 아니라는 생각을 한 게 한두 번이 아니거든.

친구야, 왜 사람들은 눈만 뜨면 먹는 타령이면서 정작 너에 대해서는 입을 다물고 침묵으로 일관하는 것일까? 나는 그게 너무 속상하고 야속하다는 생각이 들어. 나도 알아. 네가 고맙다는 말을 듣자고 일하는 건 아님을. 하지만 아무리 그렇더라도 고맙다는 말 한마디쯤은 건넬 수 있는 거 아닐까? 네가 우리에게 들려주는 메시지에 귀를 기울이기만 하더라도 우리의 장(腸)은 그만큼 더 튼튼하고 건강해질 거야. 똥, 너는 결국 장(腸)의 얼굴이자 장(腸)의 이상 여부를 우리에게 알려 주는 전령이니까. 대장암만 해도 그래. 우리나라 남성의 대장암 발병률이 세계 4위, 아시아에서는 1위라니, 어디 이게 말이 되는 소리니? 평소 네가 우리에게 들려주는 목소리에 약간의 주의만 기울였어도 이런 어처구니없고 수치스런 결과를 얻지는 않았을 텐데 말이야. 장(腸)을 위한답시고 식이섬유니 금주니 운동이니 하며 목청을 돋우는 사람들이 정작 똥, 너에 대해서는 그토록 무관심하고 냉담하다니 아무리 좋게 봐주려 해도 나로서는 도무지 이해할 길이 없다.

나는 네가 사람들을 돕기 위해 얼마나 애쓰는 줄 알아. 온갖 구박과 멸시를 받으면서도 원망은커녕 기꺼운 마음으로 몸을 던지는 너의 희생을 보고 있자면, '아, 이런 것을 두고 사랑이라 하는구나' 하고 깨닫곤 해. 앞으로는 많은 사람이 네게도 관심을 보였으면 하는 바람이야. 아니, 바람이 아니라 반드시 그렇게 될 거야. 장(腸)과 너를 따로 떼어 놓고 건강에 대해 이야기할 수는 없는 노릇이니까.

야, 똥! 고맙다. 넌 나의 둘도 없는 친구야.

너의 친구 호탁이가

1장 아이 엠 똥

우리는 먹는 것에 대해서는 오냐오냐하면서도 싸는 것에 대해서만큼은 애써 외면하며 노골적으로 냉담한 태도를 보여왔다. 등을 두드려주는 것은 고사하고 이름조차 부르길 꺼린 것이니, 이런 '싸가지'가 세상에 또 있을까? 늘 인류와 함께 존재했으면서도 정당한 대우는커녕 홀대만 받아왔던 또 하나의 믿음직한 바퀴 그러니까 싸는 것, 배설, 똥에 대해 이제라도 뭐라 말해야 하지 않을까?

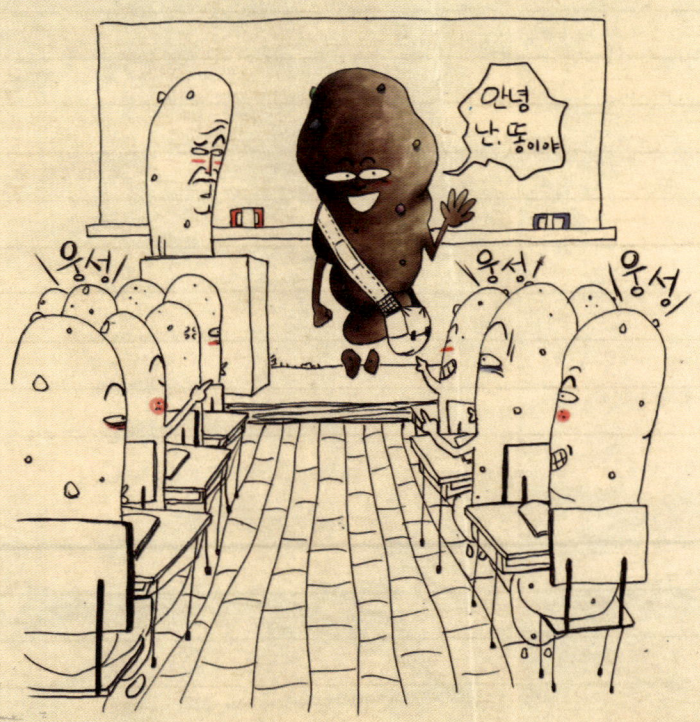

똥이 걸어온 길

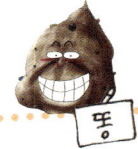

● 삶을 굴러가게 하는 두 개의 바퀴는? 먹고 싸는 것이다. 그럼 사랑이니 우정이니 지식이니 하는 것들은 중요하지 않단 말이야? 중요하지 않긴, 매우 중요하다. 하지만 먹고 싸는 두 개의 바퀴가 튼실할 때 비로소 나머지 것들 역시 온전해질 수 있다. 이런 면에서 보면 먹고 싸는 것이야말로 인간 조건의 대전제라 할 수 있겠다.

바퀴가 두 개니까 하나만 멀쩡하면 되는 거지? 천만에. 둘 중에 어느 하나가 튼튼하다고 해서 다른 하나가 커버되는 것은 아니다. 둘 다 건강할 때에만 수레는 앞으로 나아갈 수 있고 비로소 수레다울 수 있다. 정말? 그럼. 그런데 너무나도 당연한 사실을 말하고 있음에도 마음이 영 개운치 않은 건 무슨 이유에서일까? 그건 좀 안다 하는 인류가 그동안 너무나도 공정치 못했기 때문이다. 먹는 것에 대해서는 오냐오냐하면서도 싸는 것에 대해서만큼은 애써 외면하며 노골적으로 냉담한 태도를 보여왔기 때문이다. 등을 두드려주는 것은 고사하고 이름조차 부르길 꺼린 것이니, 이런 '싸가지'가 세상에 또 있을까? 늘 인류와 함께 존재했으면서도 정당한 대우는커녕 홀대만 받아왔던 또 하나의 믿음직한 바퀴 그러니까 싸는 것, 배설, 똥에 대해 이제라도 뭐라 말해야 하지 않을까?

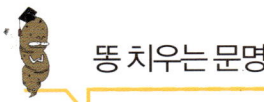
똥 치우는 문명

먼먼 옛날, 사람은 적고 세상은 넓었다. 그러다 보니 볼일보는 건 아무런 문제가 되지 않았다. 아무 데서나 싸면 그만이었다. 당시는 유목민처럼 이동하면서 생활했기 때문에 똥이나 오물 등에 대해서 고민할 이유라곤 있을 턱이 없었다. 하지만 문명의 발달과 함께 정착 생활을 하면서부터는 이전과는 모든 것이 달라지기 시작했는데 배설로 말미암은 골칫거리도 그중에 하나였다. 좁은 공간에 정착해서 살아가되, 변변한 화장실은 없다, 그럼 얘기 끝난 거 아니야? 당연히 거리며 골목길까지 사람이 생활하는 주변은 똥오줌으로 넘쳐날 수밖에 없었다.

 기원전이라고 해서 똥오줌을 처리하던 시설이 없었던 것은 아니다. 기원전 3000년경에 세워진 인도의 모헨조다로 유적에서는 수세식 하수시설이 발견되었고, 기원전 1700년경에 세워진 크레타 섬의 크노소스 궁전에서는 똥을 받는 접시형 틀과 나무로 만든 변좌가 갖춰진 수세식 변기가 발굴되기도 했다. 이 외에도 메소포타미아나 인더스 강의 계곡, 바빌로니아의 도시 우르, 이집트 등지에서 화장실의 흔적이나 변기가 발견되기도 했다. 물론 이는 지극히 일부 특수 계층의 얘기지 모든 이가 이처럼 생활했다는 것은 아니다. 기원전 인류의 대다수가 거리나 들, 언덕 등 아무 데서고 똥오줌을 해결했다는 것만큼은 누가 되었든 부인하기 어려운 명백한 사실임이 틀림없다.

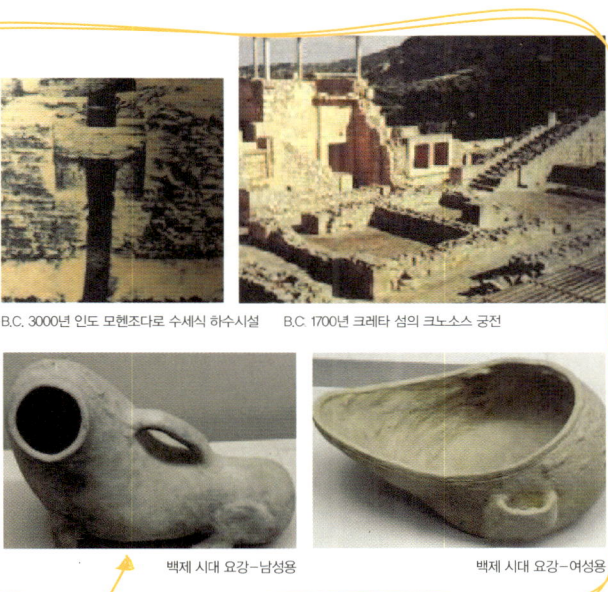

B.C. 3000년 인도 모헨조다로 수세식 하수시설   B.C. 1700년 크레타 섬의 크노소스 궁전

백제 시대 요강-남성용   백제 시대 요강-여성용

    요강에 대한 기록은 그리스 시대에 와서야 등장한다. 로마인들은 도로나 길거리 주변에 병을 두어 여행자와 행인들이 똥오줌을 눌 수 있게끔 했는데, 이런 '공중 요강'을 일컬어 '가스트라'라고 불렀다. 요강 속의 똥오줌을 창밖으로 버리는 관습은 이때 시작된 것으로 알려진다. 그렇다면 이런 요강이 유럽에만 존재했던 것일까? 물론 그런 것은 아니다. 유럽에서 로마가 힘자랑하며 욱일승천할 무렵 삼국 시대였던 우리나라도 마찬가지로 요강을 사용했다. 발굴된 유적을 통해 당시 백제인들도 요강을 사용했음을 파악할 수 있다. 상단의 사진은 백제인들이 사용하던 요강으로 왼쪽이 남성용, 오른쪽이 여성용이다.

아래의 사진은 불국사에서 발견된 변기로 신라인들이 사용하던 것이다. 용변을 본 후 물을 부으면 앞쪽으로 뚫린 구멍을 통해 똥오줌이 물과 함께 흘러가게끔 만들어졌다. 똥오줌을 그대로 모아놓을 수밖에 없는 요강에 비하면 훨씬 세련되고 과학적이지 않은가?

그렇다면 인류는 언제부터 대중적으로 화장실을 사용했을까? 기원전부터 사용하긴 했지만 우리에게 알려진 건 고대 로마 시대의 화장실부터가 아닌가 싶다. 그럼 어디 로마인들이 똥오줌 누던 모습을 잠깐 훔쳐보자. 사진에서 열쇠구멍처럼 보이는 구조가 로마인들이 사용하던 변기다. 쪼그려 앉지 않고 대리석 위에 털썩 걸터앉아 볼일을 봤다는 것 외에는 한국의 재래식 화장실과 별반 다를 게 없다.

'에이, 그런 차이만 있는 건 아니잖아?'

당신이 맞다. 특이한 점이 있긴 하다. 자그마치 60개나 되는 변기가 있었다니 실로 놀랍기만한데 조금만 더 생각해보면 좀 이상한 면이 있다. 무엇일까? 바로 칸막이 없이 툭 터져 있다는 것이다. 남녀노소 구분 없이 화장실에

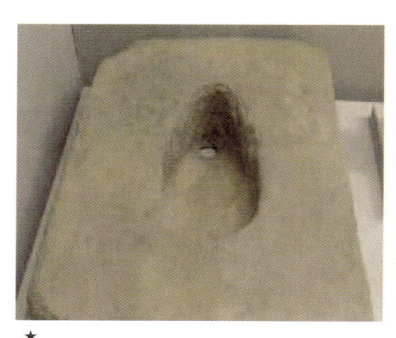
★

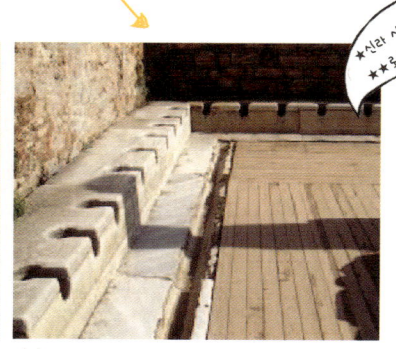
★★

★신라 시대 변기
★★로마 시대 변기

나란히 앉아 볼일을 보며 연애, 정치, 경제 등에 관한 얘기를 나눈다? 오른쪽에는 건장한 체구의 아우구스투스가 앉아 용을 쓰고 있고, 왼쪽에는 예쁘장한 크리스티나가 앉아 똥을 누고 있다? 선뜻 이해가 가지 않겠지만 주목하시라. 문명이 뒤진 미개한 나라의 풍습이 아니라 1등 시민임을 자부하던 로마인들의 화장실 문화를 얘기하고 있음을. 그러고 보면 문화라고 하는 것도 별게 아니라는 생각이 든다. 문화가 앞섰다고 우쭐대거나 으스댈 이유 또한 없을 것 같다. 그저 문화는 문화일 뿐, 언제라도 바뀔 수 있는 게 문화이자 예절인지도 모르겠다.

어쨌거나 고대 로마의 길거리는 똥오줌으로 지저분했고, 로마인들은 똥오줌 누는 것을 그다지 수치스럽게 생각하지 않은 것만은 확실해 보인다.

그렇다면 우리의 선조는? 백제인들도 로마인들과 같은 아니 그보다 더 세련된 화장실 문화를 가지고 있었다.

'전 세계를 제패한 로마와 변방의 작은 나라를 비교하다니, 그게 말이 된다고 생각하는 거야?'

괜한 억지를 부린다며 코웃음을 칠 이들도 분명히 있을 것 같다. 무리는 아니다. 그러나 이제부터 자료를 제시할 테니 잘 살펴보길 바란다. 다 읽고 나서도 나의 주장이 과장되었거나 너무하다 싶으면 그때 가서 얼마든지 비웃어도 좋다. 자, 그럼 지금부터 1400여 년 전의 백제로 떠나보자.

백제 30대 왕 무왕은(600년~641년) 재위 기간 동안 전라북도 익산 왕궁리에 남북 길이 490여 미터, 동서 너비 240여 미터의 장방형 담장으로 둘러싸인 궁궐을 지었다. 삼국유사에는 무왕이 한때 이곳으로 천도했다는 기록도 남아 있다고 한다. 그렇다면 우선 발굴된 왕궁리 유적부터 둘러보자.

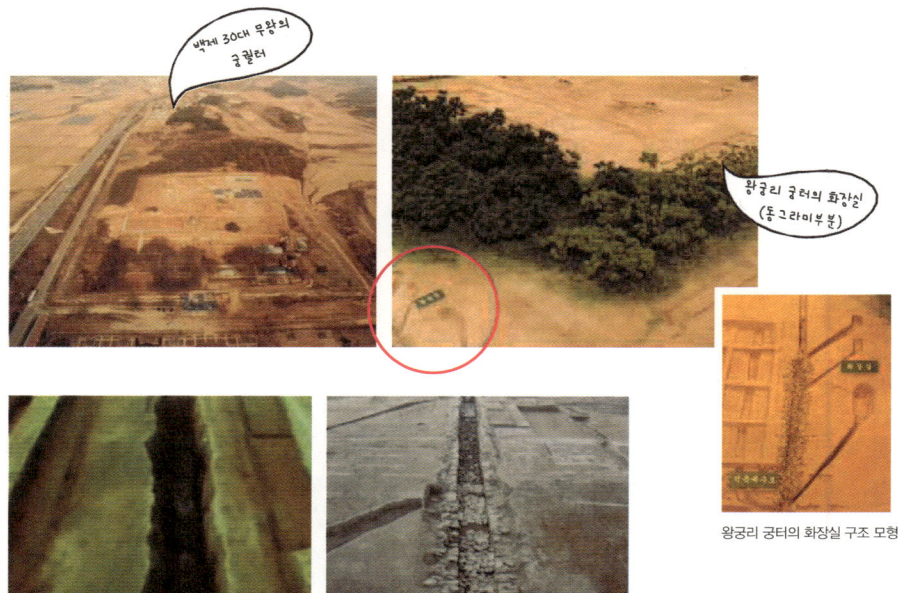

백제 30대 무왕의 궁궐터

왕궁리 궁터의 화장실 (동그라미부분)

왕궁리 궁터의 화장실 구조 모형

왕궁리 궁터의 화장실 구덩이와 배수로

위의 사진은 왕궁리 유적지의 전경이다. 국립부여문화재연구소는 사진에 나타난 왕궁리 유적을 발굴하는 과정에서 화장실 3개를 찾아냈는데 놀랍게도 정화조와 같은 기능을 겸비한 대형 화장실이었다. 발굴하던 당시만 해도 식량을 저장하는 창고쯤으로 추정했다. 하지만 구덩이 아래에서 용변 후 뒤처리에 사용하던 나무막대가 발견되었고, 흙을 분석한 결과 다량의 기생충 알이 발견되어 화장실임을 확증하게 되었다. 화장실은 왕궁리 궁터의 서북쪽 공방터 부근에서 발견되는데, 화장실 구덩이 3개는 동서 방향으로 잇달아 열을 지어 있고, 구덩이에는 분뇨가 흘러나갈 수 있게끔 배수로가 설치되어 있다. 상단의 두 번째 사진이 화장실이 발견된 위치인데(동그라미 부

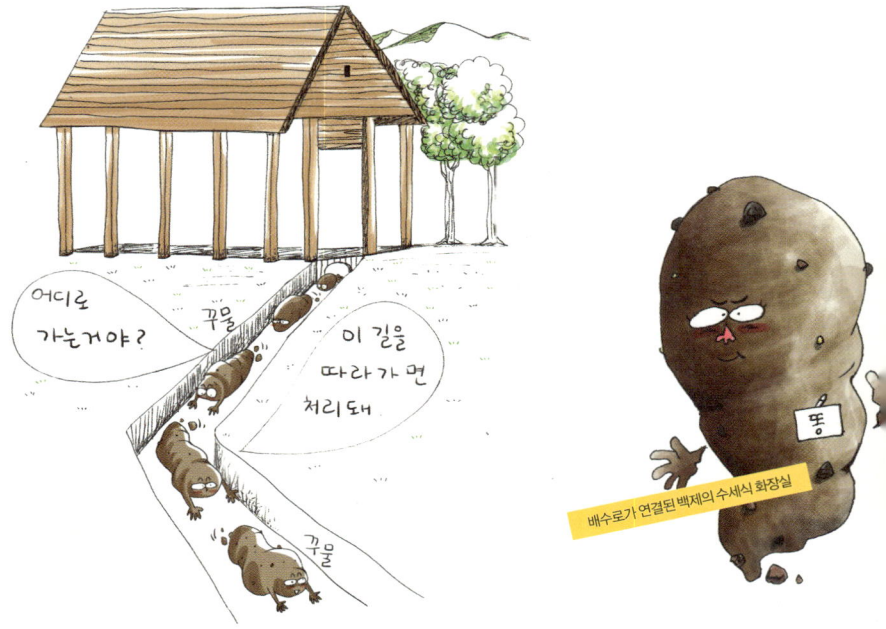

배수로가 연결된 백제의 수세식 화장실

분) 그 당시의 화장실을 재현한 구조 모형을 살펴보면 길이 10.8미터에 폭 1.7~1.8미터, 깊이 3.4미터의 구덩이에 배수로가 설치되어 똥오줌이 흘러내려 갈 수 있게끔 만들어져 있음을 확인할 수 있다.

발굴된 유적을 종합해보면 결국 백제인들은 매우 발달된 화장실 문화를 가지고 있었음을 짐작할 수 있다. 이래도 백제를 로마와 비교했다며 못마땅한 얼굴을, 가소로운 표정을 지을 것인가? 왕궁리 화장실 유적은 지금껏 발굴된 고대 한일 유적 가운데 사실상 유일한 수세식 변소로 추정된다는 것이 일본 문화재 연구소의 이오누에 가즈히토가 내린 분석이다. 이 정도면 우리 선조가 사용하던 화장실이야말로 세계 어디에다 내놓아도 손색이 없을뿐더러 모든 면에서 앞섰다고 할 수 있지 않을까? 고대 로마나 중세 유럽에 수세식 화장실이 있는 것을 아는 사람은 많아도 백제에 수세식 화장실이 있었음을 아는 이는 손에 꼽을 정도인데, 실로 안타깝고 부끄러운 일이 아닐 수 없다.

  그 당시 유럽은 전기 중세 시대를 맞았다. 로마의 황금기가 지나고, 전기 중세 시대를 살아가던 유럽인들의 화장실 문화는 어땠을까? 사실 그다지 달라진 것이라곤 없었다. 거리와 골목은 여전히 똥오줌으로 넘쳐났고 밭이나 들, 덤불이나 마구간이 여전히 화장실이었다. 화장실을 갖춘 농가라곤 거의 없었다. 요강에다 볼일을 보는 사람들도 있었지만 길거리 아무 데서나 요강을 비웠기 때문에 지저분하기는 별반 다를 게 없었다. 2층이나 3층에 사는 사람들의 경우, 창문을 열고 요강을 비우는 경우도 허다했다. 로마 때부터 시작된 관습은 중세에 와서도 크게 바뀌지 않았다. 길거리를 걷던 사람이 오물을 뒤집어쓰는 경우도 많았다. 긴 치마를 입은 여자들이 똥오줌으로 질펀한 거리를 걸으려면 치렁치렁 내려오는 치마를 보호하기 위해 굽이 높은 덧신을 신어야만 했는데 바로 여기에서 하이힐이 탄생하게 되었다. 남자들은? 창문으로 쏟아지는 똥오줌을 피하기 위해 모자와 망토를 두르게 되었는데, 이 자구책은 그 이후로도 이어져 결국엔 관습처럼 굳어지게 되었다. 둥그런 챙이 달린 모자를 쓰고 망토를 두른 채 거리를 활보하는 신사의 탄생은 이런 웃지 못할 배경을 갖고 있다. 당시 생활상을 묘사한 우측의 삽화를 보면 창문을 통해 똥오줌을 버리는 관습이 얼마나 보편적으로 이루어졌는가를 쉬이 짐작할 수 있다.

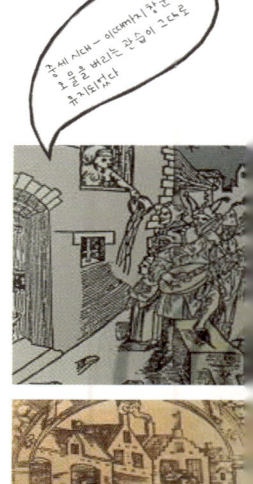

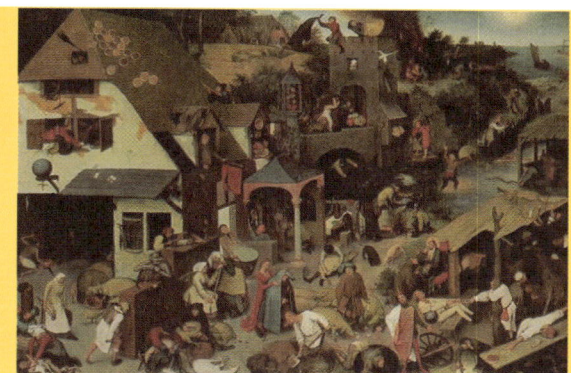

피터 브뤼헐(Pieter Bruegel the Elder, 1564~1638) 作, 「네덜란드 속담」

이쯤에서 머리도 식힐 겸 문제를 하나 풀고 넘어가자. 숨은 그림 찾기다. 소개하는 그림 속에서 볼일을 보는 인간 둘을 찾는 문제다. 힌트를 주면 엉덩이를 다 드러내놓은 채 똥을 싸고 있다. 자, 그림 찾아보시라. 위의 그림은 16세기 르네상스 시대를 살았던 화가 피터 브뤼헐(Pieter Bruegel)의 작품이다. 브뤼헐은 종교와 신화적 주제 일색인 시대에 사람들의 삶 속으로 파고들어 우리네 삶의 일상을 그린 플랑드르 화가다. 대충 유명한 화가가 아니라 대가 중의 대가다.

찾았는가? 어렵다고? 그러니까 문제지. 함께 찾아보자. 그림 중앙에 있는 탑 위에 두 사람이 보이는가? 그 아래쪽을 보면 흰 새 한 마리가 날아가고 있다. 날아가는 새 아래쪽을 보면 돌출된 창이 보이는데 창으로 비쭉 튀어나온 두 개의 엉덩이가 보인다. 빙고! 창밖으로 엉덩이를 빼놓고 볼일을 보는 모습이 여기에 있다. 그렇다. 위의 그림은 위대한 예술가의 눈에 비친 16세기

삶의 전경이다.

'에이, 아무리 그래도 그렇지, 설마 저렇게까지 했으리라고?'

사실이라니까. 오죽하면 1522년 프랑수아 1세 치하의 의회가 창문을 통해 오물을 버려서는 안 된다는 법령까지 선포했으려고.

우측 사진은 중세 성 안에 있던 화장실 사진으로 왼쪽이 내부, 오른쪽이 외부 모습이다. 사진에서 보는 것처럼 성 안에 설치된 화장실에서 볼일을 보면 똥오줌이 바로 성벽 아래로 떨어지게끔 되어 있다. 이 사진만 보더라도 피터 브뤼헐의 그림이 결코 과장된 것이 아님을 알 수 있다.

근대로 넘어온 인류는 달라진 게 있을까? 서민이야 그렇다 치더라도 귀족이나 왕은 다르지 않았을까? 과연 그런지 한번 보자. 태양왕이라 불렸던 루이 14세 정도를 예로 들면 그 시대의 귀족 생활상을 어느 정도는 가늠해 볼 수 있지 싶다.

루이 14세는 똥오줌을 눌 때 요강이나 의자변기를 즐겨 사용했다. 요강이나 의자변기 위에 앉아 스스럼없이 귀족들과 담화를 나누기도 했고, 외국의 고관대작들을 맞기도 했다.

'에이, 설마…………?'

사실이라니까. 좋다. 그럼 이번에는 그가 살던 집, 그 유명한 베르사유 궁전을 살펴보자. 베르사유 궁전 본관의 전면은 길이가 580미터이고, 창문은 무려 375개나 있으며, 방은 자그마치 2천 개나 된다고 한다. 어마어마하다. 자랑할 만하다. 하지만 놀라지들 마시라. 이런 베르사유 궁전에 수세식 시설을 갖춘 화장실은 단 한 군데도 없다. 그 넓은 곳에서 갑자기 똥오줌이 마려우면? 어떡하긴, 요강을 사용하거나 후미진 곳에 가서 대충 해결하는 거지.

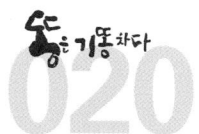

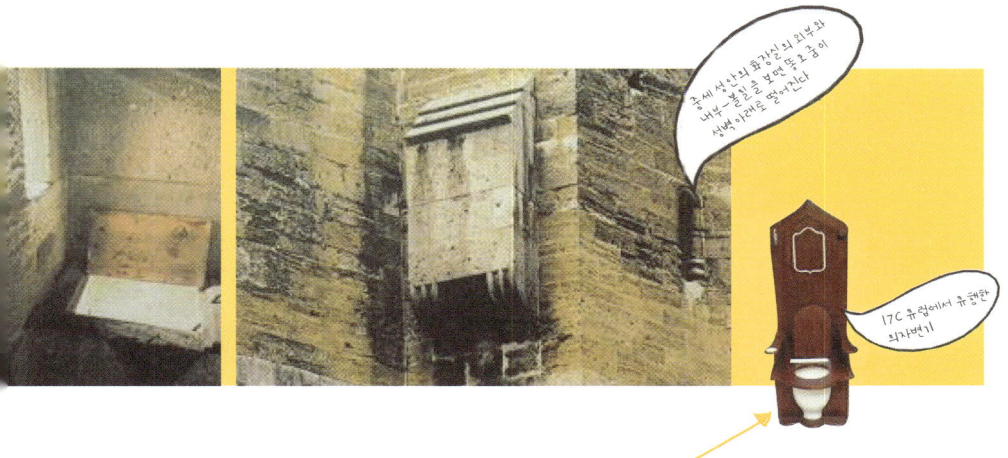

중세 성(산타홀강십의 외부와 내부-불일을 보면 똥과 뇨이 석벽 아래로 떨어진다

17C 유럽에서 유행한 의자변기

사료를 보면 베르사유 궁전은 말만 궁전이지 심각한 악취로 진동했다고 한다. 절대군주 루이 14세, 화려함의 대명사였던 베르사유 궁전이 이 정도였다면 일반 사람들의 생활상은 어땠을지 가히 짐작이 가고도 남는다.

세상에, 의자변기라니? 루이 14세도 이용했고, 17세기에는 가장 유행하기까지 했다는 의자변기가 도대체 어떻게 생겼는지 구경이나 해보자.

지체 높은 왕이 저런 곳에 앉아 볼일을 보며 정사도 논하고 농담도 건넸다고? 그렇다면 우리나라에는 왕이 사용하던 변기가 없었을까? 물론 있었다. 조선 시대에는 왕의 똥을 '매화'라 불렀으며 왕이 사용하는 이동식 변기를 '매화틀'이라고 불렀다. 매화틀 아래에는 서랍처럼 넣고 뺄 수 있는 청동 그릇이 놓여 있었는데, 이를 '매화그릇'이라 불렀다.

매화그릇으로 수직 낙하한 똥의 운명은? 버려지는 게 아니라 내의원으로 보내져 어의가 똥의 모양이나 색깔, 두께 등을 면밀히 관찰했다. 어디 그뿐인가? 어의는 왕이 눈 똥의 맛까지 봐가며 왕의 건강 상태를 체크했다고 한다. 조선 시대에 이미 똥의 중요성과 비밀을 간파하고 있었다는 얘긴데, 새삼 선인들의 지혜에 경의를 표하지 않을 수 없다.

　중세 유럽을 배경으로 한 영화에 등장하는 왕이나 공주, 귀족 등을 보면 여간 화려하고 품위 있는 게 아니다. 심지어 5세기에서 6세기경에 살았다는 전설의 아서 왕에 관한 영화만 보더라도 왕이나 귀족들은 하나같이 고상하기만 하다. 정말 그랬을까? 천만에. 적어도 청결 문제에 있어서는 영화와 백팔십도 달랐다. 당시 생활상을 담은 명화를 통해 그 시대로 돌아가 보자.

　다음 소개한 명화를 보면 우리는 당시의 시대상을 엿볼 수 있다. 명화에서 보는 것처럼 인류는 오랜 시간 동안 화장실을 갖지 못했다. 화장실 대신 후미진 방에 의자변기나 요강을 마련해놓고는 볼일을 보는 게 고작이었다.

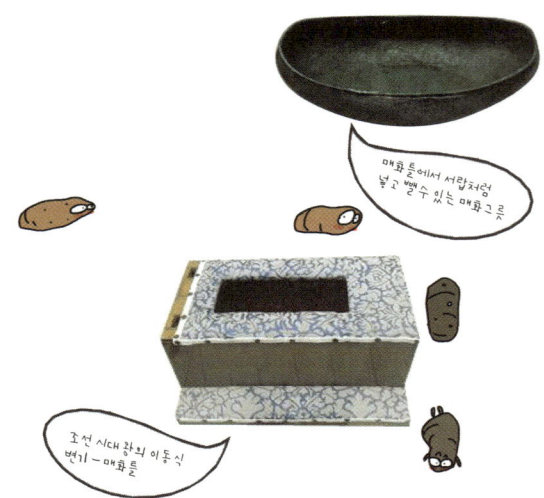

매화틀에서 서랍처럼 넣고 뺄 수 있는 매화그릇

조선 시대 관리 이동식 변기 - 매화틀

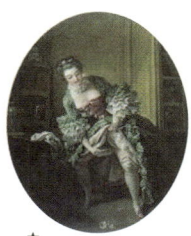
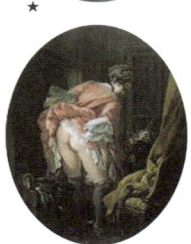

프랑수아 부셰(Francois Boucher, 1703.9.29~1770.5.30) 作
★ 「은밀한 화장실」
★★ 「들어올린 치마」

★ 루이 레오폴드 발리(Louis Leopold Boilly, 1761.7.5~1845.1.4) 作 「비밀스러운 투알렛」
★★ 장 앙투안 와토(Jean Antoine Watteau, 1684.10.10~1721.7.18) 作 「비밀스러운 화장실」

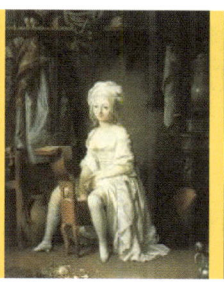
★

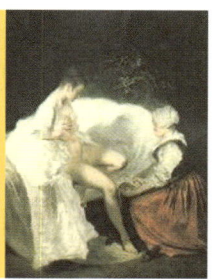
★★

당시로선 이렇게 용변을 해결하는 것이야말로 지극히 호사스러운 상류층의 화장실 문화라고 할 수 있었다. 소개한 명화에 등장하는 이들의 차림새를 보면 일반 서민이 아닌 지체 높은 이들임을 알 수 있는데, 이렇듯 귀족이나 왕족쯤 되어야 의자변기니 요강을 사용할 수 있었지 일반 서민들은 여전히 아무 데고 쪼그려 앉아 급한 용무를 해결했다.

여자와 함께 길거리를 걸을 때 벽 쪽을 양보하는 문화가 있다. 보통 차로부터 여자를 보호하기 위해서 비롯된 것이라고 생각하지만 실상은 다르다. 이 문화는 본디 18세기 유럽에서 전파된 것으로 창에서 언제 오물이 쏟아져 내릴지 몰랐기 때문에 여자에게 벽 쪽을 양보한 것이라고 한다. 벽 쪽에 바싹 붙어 걸으면 봉변을 당할 염려가 그만큼 덜하기 때문이다.

19세기 대부분의 유럽인은 재래식 화장실을 사용했는데 우리나라 역시 예외는 아니었다. 당시 거리 상태는 어땠을까? 1909년 4월 17일 자 대한매일신보에 실린 기사를 보면 당시의 모습을 엿볼 수 있다.

"못 살겠네, 못 살겠네. 오예물을 다 제하고 신선 공기 받는 것이 위생상 필요한데 똥통 설시한 이후로 게딱지와 같은 집에 방문 열고 나서면 똥통 부엌 한데 붙어 음식 기운 똥 냄새가 바람결에 혼합하니 구역질 나서 못 살겠네."

1894년 초봄, 우리나라를 처음 방문한 영국의 지리학자 비숍(Isabella Bird Bishop) 여사의 눈에 비친 서울의 모습 또한 이랬다.

"겨우내 쌓인 온갖 쓰레기, 발목까지 빠지는 진흙탕, 냄새투성이었다."

우측의 사진은 우리나라의 수거식 뒷간과 그 분뇨를 퍼담아 옮기던 똥장군 사진이다.

수세식 화장실이 일반화된 것은 제2차 세계대전이 끝나고 나서부터였다. 기술의 혁신적인 발전에도 똥오줌을 처리하는 기술만은 유난히 더딜 수밖에 없었던 이유는 물과 하수도 시설이 부족했기 때문이다. 이 두 가지 조건이 충족되어야 청결한 오물 처리가 가능한데 우리가 이 과제를 해결한 건 그리 오래된 일이 아니다. 우리나라의 수세식 좌변기는 1958년 종암 아파트에 처음으로 설치되었으며, 1970년대 초부터 대단위 아파트 개발로 일반화되었다.

여기서 잠깐. 개구리 올챙이 적 생각 못한다고 요즘이 딱 그런 형국이다. 물 문제를 해결한 게 채 백 년도 되지 않았는데 벌써 까마득히 잊고 물을 흥청망청 낭비하니 말이다. 한 사람이 1년 동안 변기로 버리는 물이 4만 9천 리터에 달한다고 한다. 이런 와중에 전 세계 인구 60억 중 약 10억 명이 깨

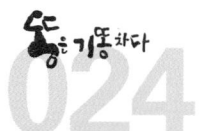

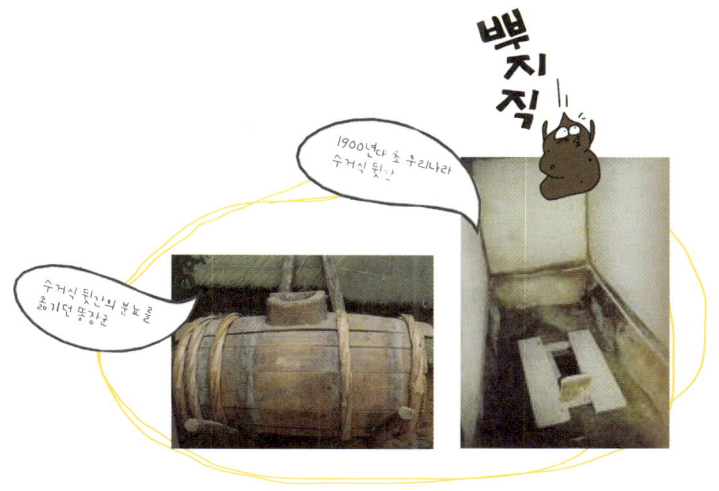

끗한 물을 마시지 못해 병에 걸린다고 한다. 오줌 떨어지는 소리가 부끄러워 오줌 누면서 변기물을 내리고, 오줌을 다 눈 후에 다시 한 번 변기물을 내리는 사람들도 많다. 하지만 너도 누고 나도 누는 것이 똥오줌인만큼 이런 행동만은 자제하는 것이 좋지 않을까?

똥, 신분 상승을 꿈꾸다

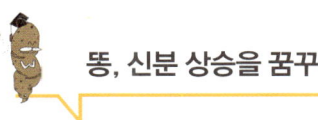

그렇다면 똥을 바라보는 인류의 시각은 어땠을까? 어떻긴, 그야말로 똥을 똥 바라보듯하며 똥 취급했지. 우리나라 속담에 재를 버리면 곤장이 30대, 똥을 버리면 곤장이 50대라는 말이 있다. 언뜻 들으면 우리나라 사람들이 똥을 귀하게 여겼다는 말로도 들린다. 그러나 아니다. 그저 똥이 거름으로 귀하게 쓰였기에 나온 속담이다. 동서양을 막론하고 똥은 더럽고 불결한 존재로만 치부됐다. 이는 똥과 관련된 속담만 살짝 들춰봐도 이내 알 수 있다. 우리나라의 국어사전에 올라와 있는 똥과 관련된 속담 몇 가지를 보자.

- 똥 누고 밑 아니 씻은 것 같다
- 똥 물은 개가 겨 물은 개 나무란다
- 똥이 무서워서 피하나, 더러워서 피하지
- 똥 친 막대기

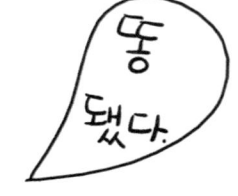

서양 속담에는 이런 게 있다.

- 그놈이 내 모래 속에 똥을 쌌다 : 제 삼자에게 속다
- 똥 누고 싶을 정도로 사랑한다 : 경멸한다
- 하는 일 위에 똥을 눈다 : 되는 일이 없다

위에 열거한 동서양의 속담 몇 가지만 살펴봐도 똥이 얼마나 더럽고 하찮고 불쾌한 것으로 취급됐는가를 쉬이 짐작할 수 있다.

간략하게 똥의 역사만 되짚어보더라도 세상이 참 많이 변했다는 생각이 든다. 똥이라면 사정없이 고개를 돌리고 코를 틀어막던 우리였는데 요즘 들어선 아무렇지도 않게 사람들의 입에 오르내리고 심지어는 여러 가지 앙증맞은 상품이나 캐릭터로 등장하기도 하니 말이다. 똥 모양을 한 집, 아이스크림, 변기의자, 심지어 입체 영상과 홀로그램을 갖춘 캐릭터 화장실까지 얼마 전까지만 해도 상상조차 하기 어려운 일이었다. 이렇게 똥에 대한 인식이 바뀌고 바뀌어 미래의 우리 후손들은 똥을 뭐라 할지, 어떻게 대할지 자못 궁금하다. 이와 같은 변화는 무턱대고 똥을 불결한 것으로만 여기고 심지어

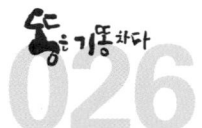

똥이라는 말조차 꺼내기를 꺼리는 태도보다야 백 번 낫다고 할 수 있겠다. 하지만 한편으론 은근히 걱정이 앞서기도 한다. 똥의 진정한 의미를 생각하기보다는 그저 호기심에서, 호기심을 이용한 상술에서 똥을 함부로 다루는 경향이 다분하다는 생각 때문이다. 똥은 불결하기만 한, 그래서 무조건 피하고 볼 대상이 아니다. 그렇다고 단지 호기심의 대상이 될 만큼 가볍고 우스운 존재 또한 아니다.

그럼 도대체 똥은 뭘까?

똥, 그는 누구인가?

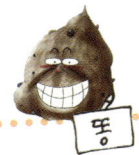

● 요즘은 머리가 아프다. 너무 많은 정보를 접하며 살기 때문이다. 그렇다고 인터넷을 끄고 살 수도 없다. 그러다간 우선 아이들에게 왕따 당하기 십상이다. 나뿐만이 아니다. 누가 되었든 보다 많은 정보를 손에 넣고자 혈안이다. 하지만 정보가 많다는 게 꼭 바람직한 것만은 아니다. 정보 자체가 잘못된 것도 많을 뿐만 아니라 정보가 지나치게 많을 경우 꼭 필요한 정보, 유용한 정보를 놓치고 간과하는 우를 범하기 쉽기 때문이다. 똥에 관해 얘기한다 하면서 느닷없이 정보 얘기를 꺼내는 이유는? 똥에 대한 정보 역시 지나치게 많다 보니 정작 똥이 무엇인가에 대해서는 간과하는 경향이 다분하기 때문이다. 일반인 중에는 외과 의사인 나보다 똥에 관해 시시콜콜하게 더 많은 것을 아는 이들도 많다. 많이 아는 것이야 나쁘게 없지만 잘못 알고 있는 게 문제다. 이미 말한 대로 지나치게 많은 정보를 접하다 보면 정작 핵심이 되는 정보를 놓치기 쉽고, 자칫 호기심을 채우는 방향으로 흐르기 쉽다. 나무 하나하나를 보는 것도 중요하지만 숲 전체를 볼 줄 알아야 한다. 숲 전체를 보고 난 이후에야 숲을 구성하는 나무를 파악하

는 것이 순서 아닐까? 그래서 먼저 숲에 대한 이야기, 즉 똥이 무엇인지부터 얘기해볼까 한다.

똥, 과연 그는 누구인가?

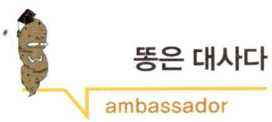

똥은 대사다
ambassador

외국에 파견되는 대사나 특사는 자신의 개인적인 의견이나 입장을 표명하지 않는다. 자신을 파견한 대통령이나 국왕의 메시지를 전달할 뿐이다. 자신의 의견이나 이야기를 늘어놓는 이가 있다면 대사가 아니거나 대사의 본분을 망각한 자임이 틀림없다. 이런 의미에서 똥을 대사(ambassador)라고 하는 것이다. 똥은 몸이 개개인에게 들려주고자 하는 메시지를 전달하는 심부름꾼이다. 그렇기에 똥은 똥 자체로선 아무런 의미가 없다. 인간은 자신의 신체를 지켜주는 많은 심부름꾼, 하인들을 거느리고 있는데 이들이 없다면 인간은 자신의 고귀한 생명을 지키고 유지해나갈 수가 없다. 이와 같이 중대한 역할을 맡은 우리 몸의 하인 중 하나가 바로 똥이다.

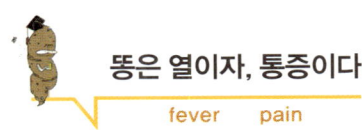

똥은 열이자, 통증이다
fever   pain

쉽게 이해하기 위해서 우리 몸의 심부름꾼인 열이나 통증에 대해 생각해보자. 열(fever)은 반갑지도 않을뿐더러 지극히 위험한 존재다. 체온이 섭씨 39

도만 넘으면 제아무리 천하장사라 해도 맥을 못 춘다. 불과 2도 차이인데도 불구하고! 달 위를 걷고 화성에 우주선을 쏘아 올리는 인간이 단 2도의 온도 차이에는 속수무책으로 무기력한 것이라니, 우습고 아이러니하다. 천하장사라 할지라도 이 지경인데 아이들이야 어떻겠는가? 눈동자가 돌아가고 경련까지 일으키기 일쑤다. 아이도 아이지만 이쯤 되면 아이를 지켜보는 엄마가 먼저 까무러칠 지경이 된다.

인간의 생명을 위협하는 치명적인 존재가 될 수 있는 열은 분명히 반갑잖고 위험한 존재임에 틀림이 없다. 하지만 이렇게만 보는 것은 지극히 단편적이고 편협한 생각이다. 열은 인간의 생명을 위협하는 치명적인 존재이지만 아이러니하게도 열이 없으면 인간의 생명은 지극히 위태로운 지경에 빠지고 말기 때문이다. 열이 발생하지 않는다면 인간이라는 생명체는 이내 지구에서 멸종하고 말 것이다.

충수염(맹장염)에 대해 생각해보자. 염증이 생긴 충수를 그대로 두면 이내 곪아 터져 배 안은 고름으로 뒤덮이게 되는데 이런 지경까지 이르게 되는 것을 복막염이라고 한다. 물론 복막염을 그대로 내버려두면 인간은 사망에 이르게 된다. 하지만 이런 일은 좀처럼 일어나지 않는다. 왜? 바로 열이나 통증과 같은 충성스러운 하인들이 있기 때문이다. 충수돌기에 염증이 생기면 열이란 하인이 즉각 행동을 시작한다. 그래서 충수염에 걸린 사람은 몸에 뭔가 이상이 생겼음을 알게 된다. 이뿐만이 아니다. 통증이라는 하인도 즉각 움직이기 시작한다. 그래서 충수돌기에 염증이 생기면 우측 아랫배가 아프고, 살짝만 건드려도 자지러지게 놀라게 되는 것이다. 이처럼 열이나 통증 같은 충성스러운 하인이 있기에 사람은 충수염에 걸렸음을 알게 되고 이내

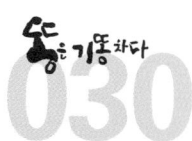

손을 써서 생명을 유지해나갈 수 있다.

맹장돌기가 곪아 터져 가는데도 열이나 통증이 없다면 어떻게 될까? 아무런 불편 없이 밥을 먹고, 회사로 출근하고, 학교에 가고, 잠을 자다가 어느 날 갑자기 영문도 모른 채 죽고 말 게 뻔하다. 이런 맥락으로 볼 때 열이나 통증은 달갑지 않은 존재가 아니라 진정 고마운 존재다. 아이가 열이 난다며 병원을 찾는 엄마 중에는 우선 아이의 열부터 내려달라며 오만상을 찌푸리며 불만을 터뜨리는 이가 많다. 열이 나는 아이의 손을 이끌고 병원으로 달려온 엄마의 마음이야 충분히 이해하지만 안타까운 마음은 어쩔 수가 없다. 열이 문제가 아니라 열이 전하는 메시지에 귀를 기울일 줄 모르기에 하는 말이다. 열이 난다는 것은 아이의 몸에 문제가 있으니 그대로 두면 위험하다는 신호다. 그런 우리 몸의 충직한 충고와 아우성을 무턱대고 잠재우려고만 한다면 그것이야말로 위험천만한 일이 아닐까?

현대 의학도 속수무책인 강적을 들라면 단연 암(癌, cancer)을 꼽을 수 있다. 도대체 암은 왜 그다지도 무서운 것일까? 이유는 간단하다. 인간의 생명을 지켜주는 충실한 종인 열이나 통증 같은 하인들이 암 앞에선 옴짝달싹 못하기 때문이다. 이렇다 보니 암에 걸린 사람은 자신이 암에 걸렸음을 전혀 눈치채지 못하게 되는 것이다. 열이나 통증 같은 하인이 암의 손아귀를 빠져나와 경고를 줄 때는 이미 늦었다.

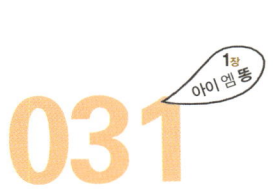

똥 역시 열이나 통증같이 인간의 생명을 위험으로부터 지켜주는 우리 몸의 심부름꾼이자 하인이다. 이런 이유로 똥을 우리 몸의 대사(ambassador)라고 하는 것이며, 열이나 통증과 같은 반열에 두는 것이다.

바람도 없는 공중에 수직垂直의 파문波紋을 내이며 고요히 떨어지는 똥은 누구의 발자취입니까. 지리한 변비 끝에 아우성치며 똥꼬로 몰려가는 누런 똥은 누구의 얼굴입니까. 적막한 화장실 변기 아래를 휘돌아 은은히 피어오르는 향기는 누구의 입김입니까. 대장 깊숙한 곳에서 나서 탐스런 계곡을 울리고 가늘게 흐르는 가죽 피리 소리는 굽이굽이 누구의 노래입니까. 연꽃 같은 발꿈치로 가이없는 변기 바다를 밟고 옥 같은 손으로 엉덩이 아래 하늘을 만지면서 떨어지는 물컹한 똥은 누구의 시詩입니까. 싸질러 놓은 똥은 다시 거름이 됩니다. 그칠 줄을 모르고 변기 아래로 곤두박질치는 나의 몸뚱이는 누구의 몸을 지키는 약한 등불입니까.

만해 한용운 선생님께서 화내시려나? 역정을 내시면 달게 받기로 하고. 평범하고 하찮은 저녁 노을 하나에서 신의 목소리를 듣고자 했던 한용운 선생님처럼 우리 역시 똥을 통해 우리 몸의 목소리를 들을 수 있어야 하지 않을까? 이런 마음가짐이 없다면 똥에 관해 속속들이 안다 한들 아무런 의미도 없을 것이다.

의학을 접할라치면 머리가 아프다. 의사인 나도 그렇다. 마지막으로 그림이나 감상하며 결론을 맺을까 한다.

다음 그림은 서민의 생활상이나 풍속을 즐겨 그린 17세기 네덜란드 화가 얀 스테인의 작품이다. 앉아 있는 여자는 환자고 서 있는 남자가 의사다. 의

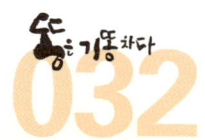

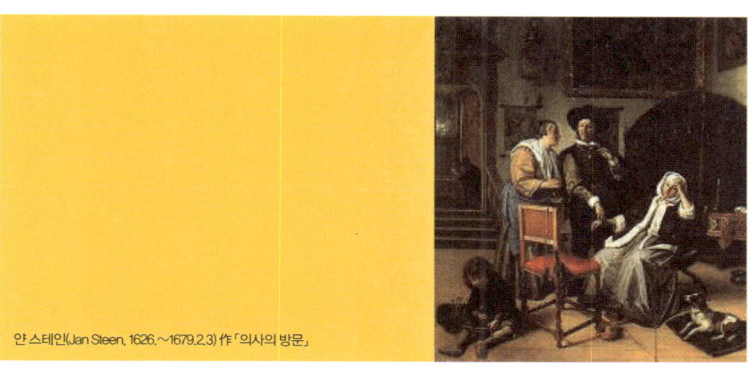

얀 스테인(Jan Steen, 1626.~1679.2.3) 作「의사의 방문」

사가 왕진을 왔는가 보다. 그런데 그림을 유심히 살펴보면 눈에 들어오는 물건이 있다. 바로 요강이다. 이는 무슨 의미일까? 의사가 진찰을 하는 데 있어 환자가 눈 똥이나 오줌이 더없이 중요하다는 의미다. 이렇듯 똥오줌은 질병을 진단하는 데 있어 가장 기본이 되면서도 중요한 정보 제공자라 할 수 있다. 아무리 의료가 발달해도 기본은 변하지 않는다. 그렇기에 기본에 충실한 이 그림은 언제 봐도 의사나 환자 모두에게 커다란 울림을 전해주는 것이 아닐까 생각한다.

이제, 우리 모두 기본으로 돌아가자. 이제부터라도 우리 몸의 충직한 하인이자 전령인 똥오줌을 홀대하지 말고 친근히 대하자. 그렇게 할 때 똥오줌 역시 우리를 배신하지 않을 것이다.

고통에 관하여

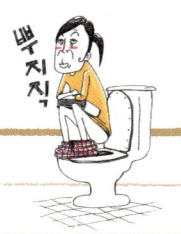

고통, 달갑지 않은 존재다. 죽음을 앞둔 암환자에게 소원을 말하라고 하면 선뜻 꼽는 것 중 하나가 고통 없이 죽게해달라는 것이다. 세상과 작별할 날이 얼마 남지 않은 사람의 소원치고 너무나 소소하고 시시하다고? 천만에. 끊어질 듯 아픈 몸뚱이로는 아내도, 남편도, 자식도, 그 무엇도 마음에 담아둘 수가 없다. 그만큼 고통은 두렵고, 피할 수만 있으면 무슨 수를 써서라도 피했으면 하는 존재다. 하지만 세상엔 우리가 이해하지 못하거나 미처 생각지 못하는 일들이 존재한다. 고통을 느껴봤으면 하는 사람들도 있기에 하는 말이다. 아니, 고통을 원하는 사람이 있다고?

한센병이란 병이 있다. 속된 말로 문둥병이라 불리는 병이다. 한센병이 어떻게 발견되었는지 혹시 아는가? 옛 문헌에 의하면 이렇다. 옆방에서 자지러질듯 깔깔거리며 노는 아이를 보기 위해 방문을 연 엄마는 기겁했다. 아이가 날카로운 칼로 자신의 손가락에 상처를 내고는 아파하는 기색 하나 없이 흘러나오는 피로 그림을 그리며 노는 게 아닌가? 한센병 환자들은 통증을 느끼지 못하기 때문에 끓는 물에 손을 집어넣기도 하고 열쇠구멍에 손가락을 집어넣어 손가락이 으스러지는 것도 느끼지 못한 채 잠근 문을 따기도 한다. 통증을 느끼지 못한다는 것, 그게 바로 한센병 환자들의 문제이다. 이렇다 보니 다른 이들처럼 고통을 느껴보는 것이 한센병 환자들의 소원이다.

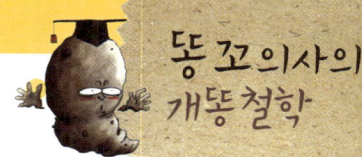

현대 의학을 비웃기라도 하듯 암이 기세등등하게 위세를 떨칠 수 있는 이유가 뭔가? 고통을 동반한 채 등장하지 않기 때문이다. 암이 생길 때 고통만 뒤따라도 이내 눈치채고 발견해낼 수 있을 텐데, 암이란 놈은 고통은커녕 아무런 증상도 유발하지 않는다. 그러다 보니 발견이 더딜 수밖에 없고, 현대 의학도 어쩌지 못하는 불치병이 되는 것이다.

치질 수술을 받고 병실에 누워 있는 환자들을 보면 온통 불만투성이다.
"왜, 이렇게 아픈 거야? 하필이면 이 바쁜 때에."
"똥 싸기는 왜 이렇게 어려운 거야."

수술을 받는다는 것이, 병실에 누워 있는 것이 기분 좋은 일이 아닌 것만은 자명하다. 하지만 고통을 통해 건강의 소중함을 깨닫는 계기로 삼을 수도 있지 않을까? 간호하는 아내의 손길에서, 기도하는 자식들의 눈망울에서 새삼 가족의 중요성을 발견할 수는 없을까? 지금까지 정신없이 달리기만 했던 자신의 삶을 돌이켜 보고 점검해 볼 기회를 제공하는 진정한 우리의 멘토가 혹여 질병은 아닐지.

한센병 환자 덕분에 고통에 대해 다시금 생각해볼 수 있는 실마리를 얻게 된다. 고통이 꼭 저주만은 아니요, 축복이 될 수도 있다는 사실을 말이다. 병상에서 고통과 씨름하는 환자가 되었든, 삶이라는 무거운 짐을 지고 힘겹게 걸어가는 사람들이 되었든, 누가 되었든 간에 한센병 환자들이 던져주는 고통의 메시지에 귀를 기울여 볼 일이다. 고통이 없는 삶이야말로 저주요, 회복 불가능한 질병인지도 모를 일이다.

2장
철리와 똥공장

똥이 만들어지는 과정을 보면 그야말로 눈물겹다. 음식물로부터 영양분을 최대한 흡수해서 인간을 이롭게 하기 위해 위나 소장이 온힘을 다하는 것도 그렇고, 남아 있던 수분마저 대장에게 다 내주고 미련 없이 변기 속으로 사라지는 똥의 희생 또한 그렇다. 어디 그뿐인가? 변기 속으로 사라지는 최후의 순간까지도 대장암이나 궤양성 대장염 등 각종 질환에 대한 정보를 남김없이 인간에게 전해주고 사라지는 것이니 이보다 더한 사랑과 헌신을 또 어디에서 찾아볼 수 있겠는가?

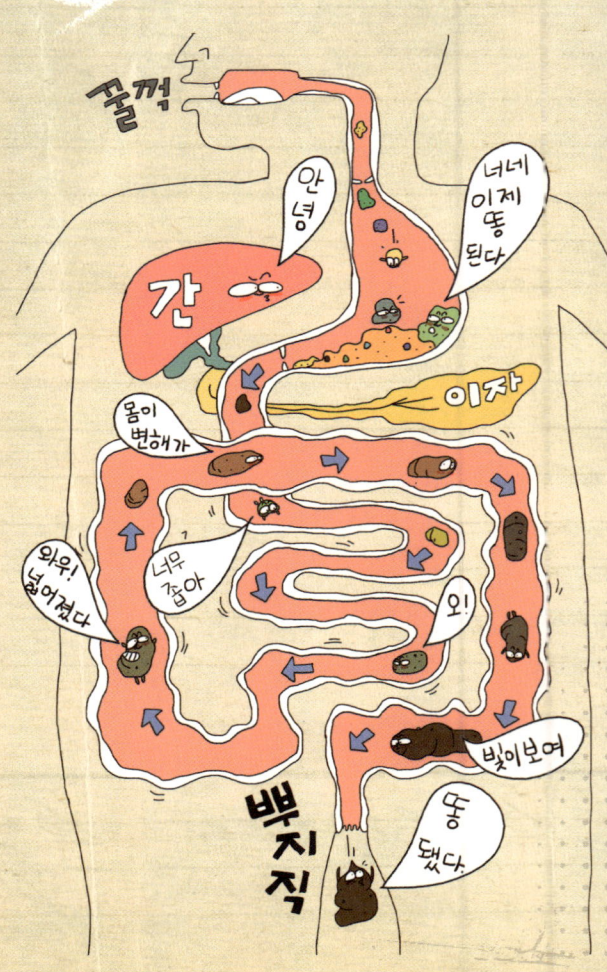

똥 'Made in' 대장

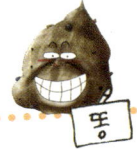

● 똥은 어디서, 어떤 과정으로 만들어질까? 똥이 만들어지는 공장은 바로 대장이다. 대장에서 똥이 어떻게 만들어지는가를 알아보기 전에 우선 대장이 어떤 모양으로 생겼는지 알아보도록 하자. 요즘엔 건강 검진이 보편화되어 일반인들도 어렵지 않게 상행결장이니 하행결장이니 하는 단어들을 접하게 되는 만큼, 대장의 해부학적 구조를 알아두는 것도 여러모로 도움이 되지 싶다.

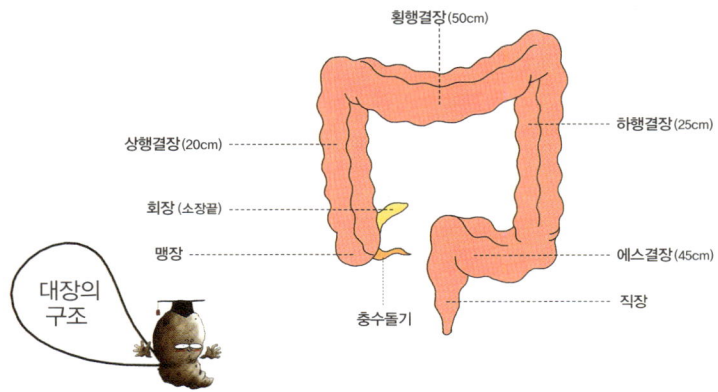

대장의 구조

대장의 전체적인 모습은 앞의 그림과 같으며, 대장의 총 길이는 약 1.5미터 정도이다. 이에 반해 소장의 길이는 약 6~7미터 정도에 달한다. 따라서 대장(大腸), 소장(小腸)에서 대, 소는 장의 길이를 말하는 게 아니라 장의 내경 크기에 의해 구분 지어 부르게 된 것임을 알 수 있다. 대장의 내경은 소장의 내경보다 훨씬 넓으며, 맹장이 가장 크고 에스결장 쪽으로 갈수록 좁아진다. 이런 이유 때문에 내경이 큰 맹장이나 상행결장에 암이 생길 경우에는 암의 크기가 약 12~15cm 정도까지 자라도 별다른 자각 증세를 보이지 않을 수 있다. 하지만 내경이 작은 에스결장이나 하행결장에 암이 생길 경우에는 암이 3cm 정도만 자라도 장이 막히는 것과 같은 여러 가지 증상이 나타난다. 대장은 결장과 직장으로 구성되어 있으며 결장은 맹장, 상행결장, 간만곡부, 횡행결장, 비만곡부, 하행결장 및 에스결장으로 나누어진다.

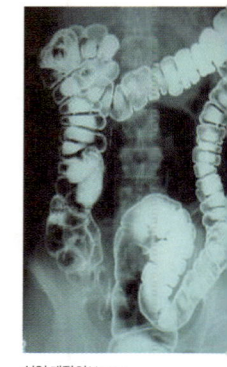

성인 대장의 X-ray

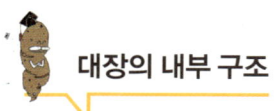

대장의 내부 구조

● **맹장**   대장이 시작되는 부위 그러니까 대장의 톨게이트라 할 수 있다. 대장 중 가장 넓은 부분으로 내경은 약 7.8~8.5cm 정도에 이른다. 맹장의 최하단부에는 충수돌기가 돌출되어 있는데, 대장 안쪽에서 보면 충수돌기의 개구부는 살짝 파인 웅덩이처럼 보인다. 소장과 연결되는 부위에는 위아래로 입술 모양을 한 밸브가 관찰된다. 이 밸브를 기준으로 위쪽은 상행결장, 아래쪽은 맹장으로 구분된다. 밸브의 기능은 대장으로 넘어온 음식물이 소장으로 역류하는 것을 막아주는 것이다.

● **상행결장**   약 15~20cm 정도로, 밸브에서 간만곡부에 이르는 부분을 말한다. 위쪽으로 향

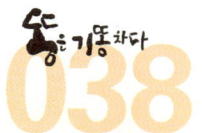

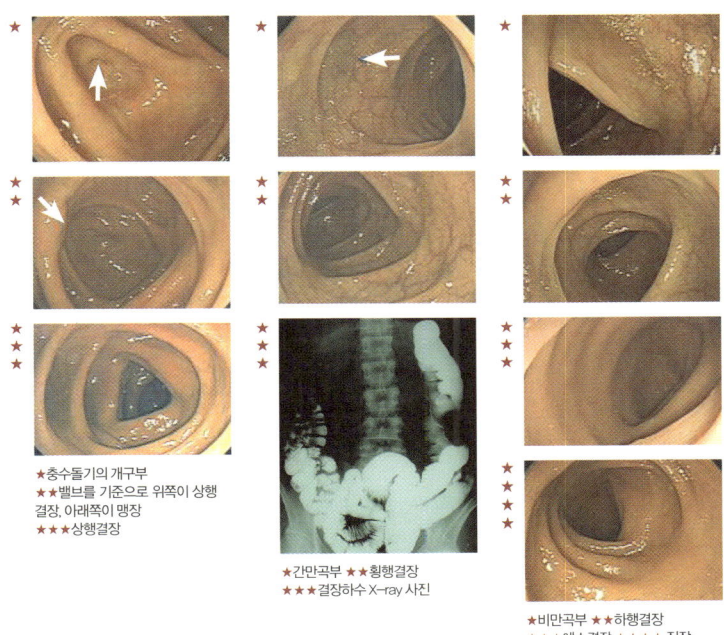

★충수돌기의 개구부
★★밸브를 기준으로 위쪽이 상행결장, 아래쪽이 맹장
★★★상행결장

★간만곡부 ★★횡행결장
★★★결장하수 X-ray 사진

★비만곡부 ★★하행결장
★★★에스결장 ★★★★직장

하고 있어 상행결장이라 부른다. 안을 들여다보면 반월 주름이 잘 발달해 있다.

● 간만곡부   이 부위에서 결장은 아래쪽을 향해 급하게 방향을 튼다. 퍼렇게 보이는 이유는 대장과 인접해 있는 간 때문이다.

● 횡행결장   길이는 약 30~60cm로 결장 중 가장 길고 개인차도 많다. U자형의 상태로 가로로 누워 있는 모양을 하고 있어 횡행결장이라 부르며 결장 중 가장 움직임이 많은 부위이다. 사진을 보면 중앙 상단에 있어야 할 횡행결장이 하복부로 축 처져 있는 것을 볼 수 있는데 이를 결장하수라고 한다. 이처럼 횡행결장의 위치는 개인차가 크다.

● **비만곡부**   가로로 누워 있는 횡행결장은 비장이 있는 오른쪽 끝에서 아래로 꺾이면서 하행결장이 되는데 이렇게 90도로 꺾이는 부위를 비만곡부라고 부른다.

● **하행결장**   약 30cm 정도의 길이로 아랫부분으로 향하고 있어 하행결장이라 부른다.

● **에스결장**   약 5~50cm 정도로 변이가 많고 주행 경로도 제각각인 경우가 많다. 영어의 S자 모양을 하고 있어 에스결장이라 부른다.

● **직장**   항문관과 연결된 부분으로 길이는 약 13~15cm 정도이다. 대장의 마지막 부분으로 항문관과 연결되어 있다.

위에서 살펴본 바와 같이 대장은 일직선으로 곧게 뻗은 관이 아니라 군데군데 꺾이고 뒤틀린 구조를 하고 있다. 생김새가 이렇다 보니 대장 내시경과 같은 기구를 삽입하기가 만만찮은 것이다. 대장 내시경은 그렇다 치더라도 똥은? 뒤틀린 대장의 모양 때문에 이동하는 데 있어서도 걸림돌이 되지 않을까? 아니다. 대장이 꺾이고 뒤틀려 있어도 말랑말랑한 똥은 대장 안을 미끄러지듯 이동하기 때문에 어려움이 없다.

'별 어려움이 없다? 미끄러지듯 술술? 잠깐, 뭔가 이상하잖아!'

이 대목에서 한 가지 궁금증이 생기지 않을 수 없다. 대장 안에서 똥이 미끄러지듯 이동한다면 똥이 마려울 때 어떻게 참을 수 있는 걸까? 정말 듣고 보니 그렇다. 아무런 어려움 없이 대장의 종착점인 직장에 도달한 똥은 또 그렇게 별 어려움 없이 미끄러지듯 항문 밖으로 빠져나올 게 아닌가? 하지만 누구나 아는 바와 같이 이런 불상사는 일어나지 않는다. 분명히 사람은 똥이 마려워도 어느 정도 참는 것이 가능하다. 전철 안에서, 회의실에서, 수

학능력시험장에서 적정선까지는 참을 수가 있다. 대수롭지 않은 것 같지만 이런 능력은 인간에게 있어 엄청난 축복이다. 사소한 것으로 보이는 바로 이런 능력 때문에 사람은 사람다울 수가 있다. 똥이 직장에 도달하는 족족 참지 못하고 화장실로 달려가야 한다면, 아니 달려갈 틈도 없이 나와버린다면……. 생각만으로도 끔찍하다. 어떻게 참을 수 있을까? 바로 직장 때문이다. 직장 속에는 놀라운 비밀이 감추어져 있다. 이제 그 놀라운 비밀의 세계 속으로 빠져보자.

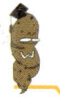 직장의 놀라운 비밀

직장은 상당량의 똥을 저장할 수 있게끔 설계되어 있다. 고무풍선을 직장 안으로 집어넣은 후 물을 주입하면 얼마만큼이나 들어갈까? 자그마치 400cc이다. 맥주 500cc를 떠올리면 어느 정도인지 쉬이 짐작할 수 있다. 어떻게 이런 일이 가능할까? 바로 직장벽이 늘어나기 때문이다. 직장에 똥이 많이 고이게 되면 직장벽이 늘어나 직장이 올챙이배마냥 불룩하게 팽창된다. 그렇구나. 하지만 직장이 팽창되면 압력이 올라갈 테고 그러면 증가한 압력 때문에 똥이 항문 쪽으로 쏟아져 내려올 텐데? 빙고! 바로 이와 같은 일반적인 상식을 뛰어넘는 기능이 직장 속에 숨겨져 있기에 놀랍다는 것이다. 직장은 점점 팽창되면서도 압력은 점진적으로 팽창 전의 수준으로 감소하는 능력을 가졌는데 이를 '직장의 수용성 이완'이라 부른다. 팽창하면서도 압력은 증가하지 않는다니, 놀랍지 않은가? 이렇듯 직장의 기막힌 기능 때문에 사람은 어느 정도 똥이 마려워도 참는 게 가능하고 이 덕분에 인간다운 생활도 할 수 있는 것이다. 직장벽이 늘어나지 못한다면 똥을 직장에 모아둘 수 없어서 자주 화장실을 들락거릴 수밖에 없다. 직장이 팽창되어 똥을 많이 모아둘 수 있다 할지라도 압력이 낮아지지 않는다면? 말짱 도루묵이다. 저장은 가능할지 몰라도 높은 압력 때문에 똥이 마려운 걸 참기 어려울 테니까. 하지만 직장은 팽창되면서도 압력은 증가하지 않게끔 만들어진 것이니, 그저 경이로울 따름이다. 이 정도에 놀라긴 아직 이르다. 직장 안의 내용물이 지각 신경이 풍부한 항문관 상부의 점막과 접촉하게 되면 이곳에서 똥인지 가스인지를 구별한 후에 가스만 밖으로 배출시킨다. 가스를 배출해 직장 안의 압력을 떨어뜨림으로써 더 많은 똥을 저장하기 위함이다. 똥과 가스를 판별한다고(sampling) 하여 의학적으로는 이를 '표본 검색 반사(sampling response)'라고 부른다. 놀랍지 않은가? 급성 궤양성 대장염이나 방사선 치료 후에 생기는 직장염, 허혈성 직장염 등과 같은 질병을 앓는 환자들은 설명한 것과 같은 직장의 기능에 결함이 생기기 때문에 수시로 화장실을 들락거려야 하고 똥이 마려우면 참기 어려운 것이다.

눈물겹다, 똥의 희생

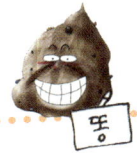

똥이 만들어지는 과정

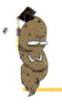

입안에서 잘게 부수어져 소화되기 쉬운 형태로 으깨진 음식물은 목구멍, 식도를 거쳐 위에 도달하게 된다. 위에 도달한 음식물은 윤상근, 종주근, 사주근이라는 근육의 수축 운동에 의해 위액과 뒤섞이게 된다. 위액은 강한 산성(pH1)을 띠는 액체로 금속마저 녹여버릴 정도의 염산이 주성분이다. 위액에는 염산 이외에도 단백질을 분해하는 소화 효소인 펩신이 함유되어 있다. 그것 참 이상하다. 무슨 수로 위는 그토록 강한 염산으로부터 자신을 보호할 수 있는 걸까? 강력한 염산에 의해 위벽은 순식간에 녹아버리고 너덜너덜해질 것이 뻔한데 말이다.

이는 바로 위벽이 점액으로 덮여 있기 때문이다. 점액이라는 보호막 덕분에 위는 강력한 염산으로부터 안전할 수 있다. 과음을 하거나 스트레스를 받게 되면 점액의 균형이 무너져 위벽에 손상이 생기거나 구멍이 뚫릴 수 있는

데, 바로 이런 상태가 위궤양이다. 음식물은 위에서 약 4시간 정도 머물게 되는데 위액의 주성분인 염산이 병원체를 죽이는 탓에 음식물의 부패는 일어나지 않는다. 이쯤에서 또 한 가지 의문점이 생기지 않을 수 없다. 헬리코박터균이 위궤양의 원인이 된다는 것쯤은 의료인이 아니라도 다 아는 상식이다. 그렇다면 헬리코박터균은 무슨 수로 강한 산성을 띠는 위 속에서 살아남을 수가 있는 것일까? 헬리코박터는 간에서 합성되는 요소를 끌어들여 이로부터 알칼리성 암모니아를 만들어낸다. 결국 산을 중화시켜 자신을 보호하는 것이다. 아무튼 위에서 4시간가량 머물면서 소화된 음식물은 다음 장소인 소장으로 이동된다.

소장은 십이지장, 공장, 회장으로 이루어지며 길이는 6미터 정도이다. 소장의 주요 기능은 소화를 시킨 음식물로부터 영양분을 흡수하는 것이다. 소장의 내벽에는 많은 주름과 융털이 있는데 이를 통해 효율적으로 음식물의 소화 및 흡수가 이루어진다. 약 0.5~1.2밀리미터 높이의 융털 표면에는 흡수 상피가 있어 이를 통해 영양분이 포획되고 영양분은 융털 속에 있는 모세혈관이나 림프관으로 들어가게 된다. 소장에서 흡수된 영양분은 융털 내부에 있는 모세혈관을 통해 문맥에 모아져 간으로 보내지며, 영양분 중 지방만은 예외적으로 모세혈관이 아닌 림프관으로 들어가 암죽관, 가슴관을 거쳐 혈액의 순환계로 들어간다.

음식물 속에 포함된 영양분이 소장을 통과하는 동안 흡수되는 과정 역시 매우 신비롭다. 소장의 내면 곳곳에는 센서 세포(기저 과립 세포)가 있는데, 음식물이 센서 세포를 지나가게 되면 센서 세포는 음식물에 포함된 화학 성분이 무엇인지를 감지하고 구별한다. 화학 성분을 알아차린 센서 세포는

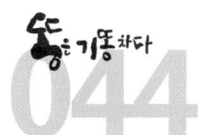

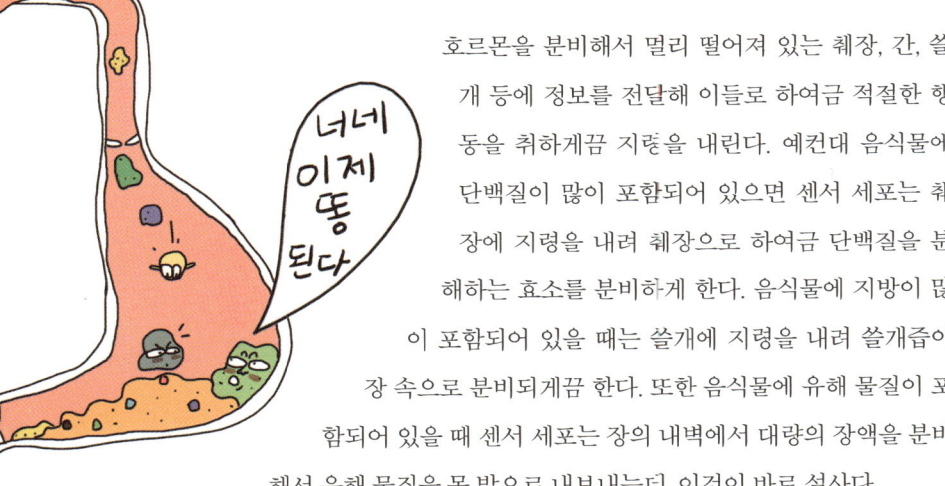

호르몬을 분비해서 멀리 떨어져 있는 췌장, 간, 쓸개 등에 정보를 전달해 이들로 하여금 적절한 행동을 취하게끔 지령을 내린다. 예컨대 음식물에 단백질이 많이 포함되어 있으면 센서 세포는 췌장에 지령을 내려 췌장으로 하여금 단백질을 분해하는 효소를 분비하게 한다. 음식물에 지방이 많이 포함되어 있을 때는 쓸개에 지령을 내려 쓸개즙이 장 속으로 분비되게끔 한다. 또한 음식물에 유해 물질이 포함되어 있을 때 센서 세포는 장의 내벽에서 대량의 장액을 분비해서 유해 물질을 몸 밖으로 내보내는데, 이것이 바로 설사다.

음식물을 처리하는 과정을 보면 소장은 결코 단독으로 행동하지 않는다. 소개한 것과 같이 멀리 떨어져 있는 췌장이나 쓸개 등과 긴밀히 연락을 주고받으며 함께 일을 처리해나간다. 얼마나 아름다운 모습인가? 이처럼 우리 몸의 각 기관은 독립적으로 존재하는 것이 아니라 서로 긴밀히 협력하고 보완한다. 가정, 직장 등에서 나만 잘난 사람인 양 살아가는 우리네 모습과는 얼마나 다른가?

위와 소장을 거치는 동안 음식물은 소화되고, 흡수되면서 다음 장소인 대장으로 넘어가게 된다. 대장의 점막에도 주름은 있지만 소장에서 관찰되는 융털은 없어서 대장의 표면은 매끈매끈하다. 대장에서 분비되는 점액은 똥과 장의 마찰을 줄여 똥이 이동하기 쉽게끔 하주는 역할을 한다. 대장에서는 주로 수분이 흡수되면서 소화물 찌꺼기의 약 1/4 정도의 부피로 줄어들게 된다. 소장에서 영양분을 다 빼앗긴 음식물 찌꺼기는 대장을 통과하는 동안

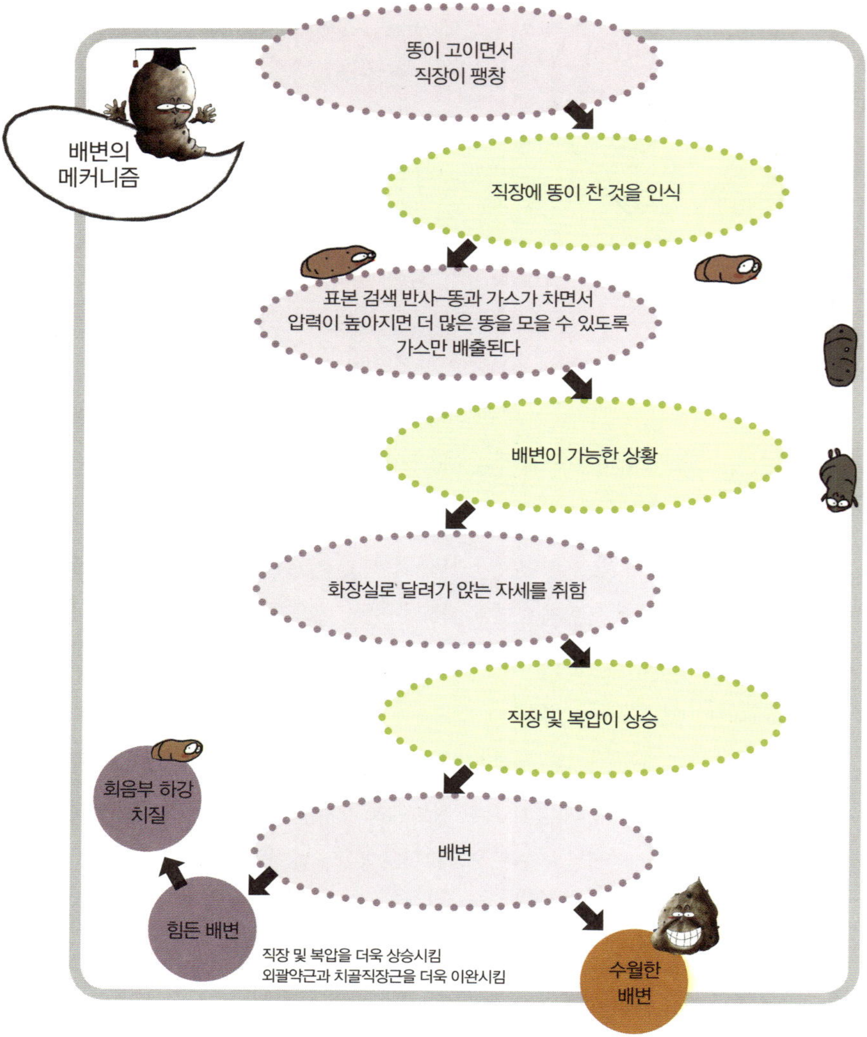

배변의 메커니즘

- 똥이 고이면서 직장이 팽창
- 직장에 똥이 찬 것을 인식
- 표본 검색 반사—똥과 가스가 차면서 압력이 높아지면 더 많은 똥을 모을 수 있도록 가스만 배출된다
- 배변이 가능한 상황
- 화장실로 달려가 앉는 자세를 취함
- 직장 및 복압이 상승
- 배변

→ 회음부 하강 치질
→ 힘든 배변
 직장 및 복압을 더욱 상승시킴
 외괄약근과 치골직장근을 더욱 이완시킴

→ 수월한 배변

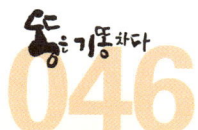

수분을 빼앗기게 되고 비로소 똥의 형태를 띠게 된다.

똥이 만들어지는 과정을 보면 그야말로 눈물겹다. 위나 소장이 인간을 이롭게 하기 위해 음식물로부터 영양분을 최대한 흡수하며 온 힘을 다하는 것도 그렇고, 남아 있던 수분마저 대장에게 다 내주고 미련 없이 변기 속으로 사라지는 똥의 희생 또한 그렇다. 어디 그뿐인가? 변기 속으로 사라지는 최후의 순간까지도 대장암이나 궤양성 대장염 등 각종 질환에 대한 정보를 남김없이 인간에게 전해주고 사라지는 것이니, 이보다 더한 사랑과 헌신을 또 어디에서 찾아볼 수 있겠는가?

똥을 더럽다 하며 거들떠보지도 않는 자, 마치 자신은 똥을 싸지 않는 사람처럼 시치미를 떼는 자, 그런 이야말로 똥의 은공을 모르는 자요, 배은망덕한 사람임이 틀림없다.

똥 신상명세서

1. 똥의 구성 성분

70%가 물이고 나머지 30%만이 고형 성분이다. 고형 성분은 식이섬유처럼 대장에서 소화, 흡수되지 않는 음식물 찌꺼기, 장관 내벽에서 벗겨진 상피 세포 및 그 잔해, 철, 칼슘, 마그네슘 등이며 인돌, 스카톨, 젖산 등 음식물의 분해 산물로 구성되어 있다.

2. 똥의 양

보통 100~250그램 정도다. 하지만 똥의 양은 음식물의 종류나 먹는 양, 소화, 흡수 상태에 따라 차이가 난다. 육식보다는 채식할 때 똥의 양은 더 많아진다.

3. 똥의 색깔

똥의 색깔은 먹는 음식이나 약제와 연관성이 많다. 육식을 하고 난 후 똥의 색깔을 보면 거무스름한 갈색 계통이고, 채식을 한 후 누게 되는 똥의 색깔은 황색을 띤다. 다량의 녹색소가 함유된 채식을 했을 때는 푸르스름한 색깔의 똥을 누게 되고, 수박이나 토마토를 많이 먹으면 불그스름한 색깔을 띠게 된다. 이처럼 똥의 색깔은 정해져 있는 것이 아니라 무엇을 먹느냐에 따라 달라진다. 이 외에도 복용하는 약제에 따라 다양한 색깔을 띠기도 하는데, 빈혈이 있는 사람이 철분제재를 먹으면 똥의 색깔은 흑색을 띤다.

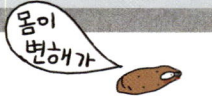

4. 똥의 냄새

똥 냄새가 고약한 것은 주로 스카톨과 인돌 때문인데, 이들은 장내 세균이 음식물을 소화시키는 과정에서 만들어진다. 스카톨과 인돌은 동물성 단백질을 섭취할 경우 더 많이 만들어지기 때문에 채식보다는 육식을 많이 하고 난 후에 누게 되는 똥의 냄새가 더 고약할 수밖에 없다. 간혹 똥이나 방귀 냄새가 고약해 무슨 몹쓸 병에 걸린 건 아닌가 걱정하며 병원을 찾는 사람들이 있는데, 똥의 냄새와 질병과는 별 상관이 없는 만큼, 냄새가 고약하다는 이유만으로 쓸데없는 걱정은 하지 않아도 된다.

어린이들이 나와 문제를 푸는 TV 프로그램에서 출제된 문제 중 이런 질문이 있었다.

"다른 사람의 방귀가 내 방귀 냄새보다 구릴까, 덜 구릴까?"

정답은 '구리다'였는데, 이유는 방귀 냄새 자체에는 차이가 없지만 심리적으로 다른 사람의 방귀 냄새가 자신의 방귀 냄새보다 지독하다고 느끼기 때문에 더 구리다고 생각한다는 것이다. 일리 있는 말이다. 그러나 네 똥, 내 똥 구분 없이 똥이란 모두 구리다. 따라서 유독 자신의 똥 냄새가 구리다며 기죽을 일도, 걱정할 일도 없다.

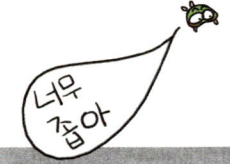

대장을 움직이게 하는 피리

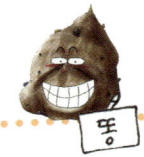

● 대장의 구조를 간략히 살펴보고 나니 새로운 궁금증이 생긴다. 과연 대장은 어떻게 움직이는 것일까? 누구의 지시를 받고 활동하는 것일까? 이는 대단히 중요한 질문임이 틀림없다. 변비로 고생하는 환자들에게 있어선 더욱 그럴 테고. 하지만 의외로 이에 대해 아는 이들은 그리 많지 않은 것 같다.

인도 하면 떠오르는 것 중 하나가 피리 소리를 듣고 바구니 밖으로 몸을 내미는 코브라다. 코브라는 어두컴컴한 바구니 속에서 쥐죽은 듯 조용히 있다가 노인이 피리를 불기 시작하면 꿈틀대며 바구니 밖으로 얼굴을 내민다. 대장을 코브라라고 가정하면 대장을 움직이게 하는 피리는 무엇일까? 바로 자율 신경계이다. 자율 신경계? 그런 신경도 있었나? 당황할 것 없다. 중고등학교 시절, 귀가 따갑도록 들었지만 살다 보니 그저 잊어버렸을 뿐이다. 그럼 이제부터 기억을 되살려보자.

대장을 움직이는 자율 신경계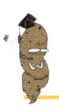

사람의 몸은 약 270종, 60조 개의 세포로 이루어져 있다. 이들 세포는 독립되어 존재하는 것이 아니라 서로 긴밀히 연관된 협조 체제를 구축하고 있는데, 이렇게 될 때에만 인간의 생명은 유지될 수 있다. 이들 전체 세포를 통합하고 조절하는 것이 바로 신경과 호르몬이다.

신경에는 중추 신경과 말초 신경이 있다. 중추 신경은 뇌와 척수에 있으며 말초 신경은 중추 신경과 몸의 각 부분을 연결하는 신경을 일컫는다. 말초 신경에는 근육과 이어지는 운동 신경, 내장과 연결되어 있는 자율 신경, 감각 신경과 이어지는 지각 신경 등이 있다. 내장 그러니까 소장이나 대장을 지배하는 주 신경이 바로 자율 신경이다. 자율 신경의 특징을 들라면 인간의 의지로는 조절되지 않는다는 것이다. 그래서 사람은 자신의 의지로 팔이나 다리를 움직이게끔 명령을 내릴 수는 있어도 자율 신경의 지배를 받는 대장더러 움직이라고 명령을 내릴 수는 없다. 그렇다면 사람의 의지에 꿈쩍하지 않는 자율 신경은 도대체 무엇에 의해 영향을 받는 것일까?

자율 신경을 깨우는 스위치는 인간의 의지가 아닌 감정이다. 이런 면에서 보면 자율 신경은 남성보다는 여성을 닮았다. "대장아, 마구 움직여라. 너의 왕성한 활동을 한번 보고 싶구나." 하고 마음속으로 아무리 명령을 내려도 자율 신경의 지배를 받는 대장은 들은 척도 않는다. 하지만 대장은 기쁨, 슬픔, 분노와 같은 감정에는 즉각 반응한다. 내가 기쁘면 대장도 기뻐 춤추고 내가 슬프면 대장도 슬퍼하고 의기소침해진다는 얘기다. 배가 아플 때 엄마가 "엄마 손은 약손" 하고 쓰다듬어주면 금방 낫곤 했던 어린 시절의 기억을 누구나 가지고 있다. 어떻게 이런 일이 가능했던 것일까? 배를 쓰다듬는 것 자체에 마사지 효과가 있기 때문도 하지만, 엄마가 배를 쓰다듬어주는 행동 자체가 심리적으로 안정을 주고 곧바로 자율 신경에 좋은 영향을 미쳐 장의 움직임이 정상으로 돌아왔기 때문이다. 변비 환자들을 보면 변비에 좋다는 약을 찾기에 혈안이고 변비를 잘 고친다는 의사를 찾기 바쁘다. 하지만 정작 대장의 움직임을 조절하는 자율 신경을 격려하는 행동은 눈곱만치도 하지 않으니 답답하고 안타까운 노릇이 아닐 수 없다. 이러니 어느 나라고 변비 환자가 넘쳐날 수밖에. 평소 가스가 많이 차고 더부룩해서 자신의 장에 문제가 많다고 생각하는 사람들이나 변비로 고생하는 이가 있다면 무엇보다도 먼저 자신의 자율 신경을 다스릴 일이다. 더 많이 웃고, 사랑하고, 따뜻한 시선으로 세상을 바라보고자 노력할 일이다. 그렇게 하는 것만이 장을 정상으로 되돌릴 수 있는 길이기 때문이다.

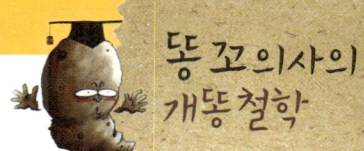

똥을 똥이라 하자

'2005 외국인 노동자 축제'가 5월 1일 마로니에 공원에서 열렸다. 마침 그 행사에는 한국어 퀴즈 대회도 있었다고 한다. 마음결 고운 한국의 한 여성이 베트남에서 온 노동자를 도울 요량으로 미리 문제를 뽑아 모의 퀴즈를 냈는데, 모의 질문 중에는 '똥'이 정답인 질문도 들어 있었다. 그런데 한국말도 어설픈 베트남인의 입에서 '똥' 대신 '대변'이라는 대답이 나왔다는 것이다. 외국인이 똥을 대변이라 대답한 건 우리가 너, 나할것없이 똥을 대변이라 부르기 때문이다. 이런 일화를 보면 나는 한동안 정신 나간 사람처럼 망연자실 우두커니 앉아 있게 된다.

'우쒸', 똥이 뭐 어떻다고 우리는 '대변' 운운하며 고상한 척만 하려 드는 것인가? 발음마저 앙증맞기 그지없는 순 우리말인 '똥'이 버젓이 있는데도, 왜들 똥을 똥이라 부르길 꺼리는 걸까?

혹여 홍길동이 집 나간 이유를 알고 있는가? 다른 이유 없다. 아버지를 아버지라 부르지 못한 것이 가출의 이유였다. 홍길동의 가출 이유를 안다면 이제부터라도 똥을 똥이라 불러야 하지 않은가?

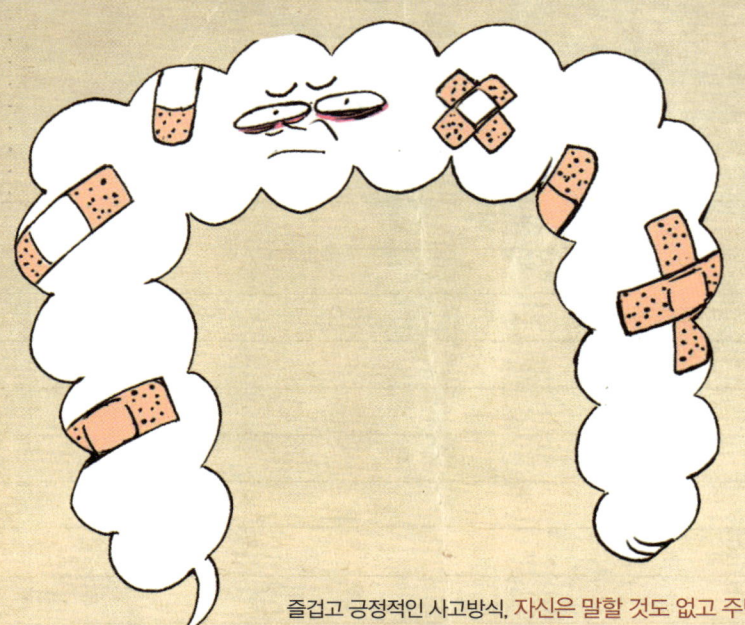

즐겁고 긍정적인 사고방식, 자신은 말할 것도 없고 주변을, 이웃을 사랑하는 감정이야말로 대장을 건강하게 하고 대장 질환을 줄이는 지름길임을 기억해 둘 필요가 있다. 이렇듯 먼저 자신의 감정을 다스린 후에야 운동이니 약이니 하는 수단들을 써야지, 순서가 뒤바뀌면 무엇이 되었든 효과를 보기 어렵다는 사실을 명심해야만 한다.

3장 대장은 괴로워

과민성 대장 증후군

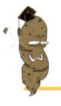 **대장 질환은 인간의 정서와 밀접하다**

특정한 음식을 먹으면 복통이 생긴다, 환경이 약간만 바뀌어도 변비나 설사가 말썽을 일으킨다, 배가 자주 아프다, 화장실에 다녀와도 늘 개운치가 않다, 배가 더부룩하고 가스가 자주 찬다……. 과민성 대장 증후군 환자가 흔히 호소하는 증상들이다. 과민성 대장 증후군은 말 그대로 대장이 음식이나 스트레스, 그 밖의 자극에 유독 예민하게 반응을 보여 위에서 언급한 것과 같은 불쾌한 증상들이 나타나는 질환을 일컫는다.

과민성 대장 증후군으로 병원을 찾는 환자들은 얼마나 될까? 미국만 보더라도 인구의 10~15%가 과민성 대장 증후군으로 고생하는 것으로 알려져 있다. 보스턴의 한 대학에서 조사한 바로는 일반인이 직장이나 학교를 쉬게 되는 요인 중에 과민성 대장 증후군이 감기 다음으로 많았다고 한다. 과민성 대장 증후군은 자율 신경과 연관성이 많은 만큼 스트레스에 많이 노출

되는 현대인들에게는 해가 갈수록 증가하는 증상으로 예상된다.

이전 장에서 대장은 자율 신경의 지배를 받고, 자율 신경은 사람의 의지가 아닌 감정에 의해 반응을 보인다는 사실을 밝힌 바 있다. 과민성 대장 증후군이나 변비뿐만 아니라 모든 대장 질환이 사람의 감정, 정서와 밀접한 관련이 있음을 항상 유념해야만 한다. 즐겁고 긍정적인 사고방식, 자신은 말할 것도 없고 주변을, 이웃을 사랑하는 감정이야말로 대장을 건강하게 하고 대장 질환을 줄이는 지름길임을 기억해 둘 필요가 있다. 이렇듯 먼저 자신의 감정을 다스린 연후에야 운동이니 약이니 하는 수단들을 써야지 순서가 뒤바뀌면 무엇이 되었든 효과를 보기 어렵다는 사실 또한 명심해야만 한다.

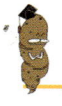 **대장 내시경으로 확인하자**

과민성 대장 증후군은 마음부터 다스려야 한다는 사실 못지않게 중요한 사실이 또 한 가지 있는데, 그것은 대장 내시경 검사를 통해 대장에 구조적인 문제가 없다는 것이 입증된 후에야 과민성 대장 증후군이란 진단을 붙일 수 있다는 것이다. 자신의 증상이 과민성 대장 증후군의 증상과 유사하다 하여 진찰도 받아보지 않고 지레짐작으로 약부터 복용하는 이들이 많다. 환자뿐만이 아니다. 환자들의 증상을 들어보고는 대장 내시경 검사도 해보지 않고 과민성 대장 증후군이라 진단을 내리고 약을 처방하는 의사들도 더러 있다. 둘 다 위험천만한 일이 아닐 수 없다.

똥을 눠도 시원치가 않고 뒤가 묵직하다며 병원을 찾는 환자들이 있다.

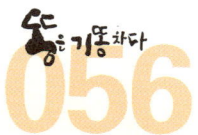

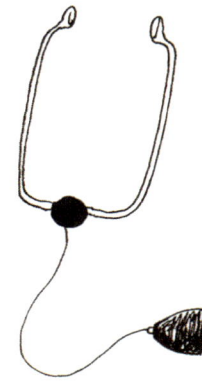

진찰 결과 직장암이 발견되어 왜 이제야 병원을 찾았느냐고 물으면 오히려 환자가 의아한 표정을 짓는다. 동네 의원에서 과민성 대장 증후군이란 진단을 받고 1년 넘게 약을 복용했는데 그럴 리가 없다는 것이다. 대장 내시경 검사를 받아봤느냐고 물으면 그런 일은 없었다고 한다. 그저 의사가 자신이 말하는 증상을 듣고는 과민성 대장 증후군이란 진단을 내렸다는 것이다. 이런 일은 우리 주변에서 흔히 일어나는 일이다. 다시금 강조하거니와 대장 내시경 검사상에 대장에서 염증이나 질환이 발견되지 않았음에도 불편한 복부 증상이 지속될 경우에만 과민성 대장 증후군이란 진단을 붙일 수 있다. 대장 내시경을 통해 대장을 들여다보지도 않고 과민성 대장 증후군이란 진단을 내리는 것은 어불성설이요, 그야말로 위험천만한 일이다.

아이가 학교에 가길 싫어한다고 해서 학생의 본분 운운하며 아이만 몰아세워서는 곤란하다. 아이가 학교에 가길 꺼려하는 이유가 있을 수 있기 때문이다. 사람을 대함에 있어 예민하다는 둥, 까칠하다는 둥 무턱대고 상대방의 성격 탓으로만 모든 것을 돌려서도 곤란하다. 상대방이 그렇게 할 수밖에 없는 사정이 있을 수도 있기 때문이다. 대장 역시 마찬가지다. 더부룩하다고, 가스가 찬다고, 아랫배가 늘 개운치 않다고 무턱대고 대장이 예민하니 뭐니 하며 과민성 대장 증후군으로 몰아붙일 일이 아니다. 대장 역시 그럴 수밖에 없는 이유가 얼마든지 있을 수 있으니까.

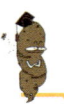 음식 조절이 필요하다

과민성 대장 증후군 환자는 마음가짐 못지않게 음식에도 각별한 신경을 써야만 한다. 불편한 증상을 유발시키는 음식을 알아두고 될 수 있으면 그런 음식은 피하는 것이 바람직하다. 어떤 음식을 피하는 것이 좋을까? 우선 기름기가 많은 음식은 피하는 것이 좋다. 소화가 잘 되지 않아 복통을 일으킬 수 있고 설사를 유발하기 때문이다. 카페인이 많은 음식이나 음료 역시 가스를 유발하기 때문에 피하는 것이 좋다. 매운 음식도 설사를 유발할 수 있기 때문에 피하는 것이 좋으며, 카페인과 지방이 포함된 초콜릿 또한 먹지 않는 것이 좋다. 야채나 과일은 무조건 좋은 것으로 아는 사람들이 많은데 꼭 그런 것만은 아니기에 주의를 요한다. 야채를 날것으로 먹거나 요리를 한 야채라 할지라도 양배추, 옥수수, 피망, 무, 고추, 양파 등은 가스를 많이 만들어 내기 때문에 피하는 것이 좋으며 껍질을 벗기지 않은 사과, 수박, 삶은 달걀, 맥주 또한 피하는 것이 좋다. 과민성 대장 증후군으로 고생하는 사람은 가스가 많이 생기는 것을 방지하기 위해 야채는 익혀서 먹는 것이 좋고 과일은 캔에 든 것이나 충분히 익은 것을 먹는 것이 바람직하다.

　음식의 종류 못지않게 식습관 역시 과민성 대장 증후군 환자에게 지대한 영향을 미친다. 음식을 급하게 먹거나 자주 껌을 씹게 되면 대기 중의 공기를 많이 들이마시게 되기 때문에 이런 식습관 역시 피하는 것이 좋다. 같은 원리로 음료수를 마실 때 될 수 있으면 빨대는 사용하지 않는 것이 좋다.

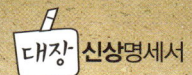 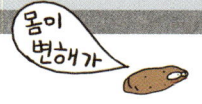 

과민성 대장 증후군으로 고생하는 이들을 위한 조언

1. 대장 내시경 검사 등을 통해 대장에 아무런 병변이 없음을 확인한 후에야 과민성 대장 증후군이란 병명을 붙일 수 있음을 명심하라. 정확한 검사도 없이 과민성 대장 증후군이겠거니 지레짐작하는 것은 매우 위험한 발상이다.

2. 당신의 장은 약간 예민한 것일 뿐 정상임을 기억하라.

3. 약을 복용하기에 앞서 먼저 마음부터 다스려라. 가능한 스트레스는 피하고 몸과 마음을 최대한 느슨하게 하라.

4. 복통, 변비, 설사 등을 유발하는 음식을 기억하고 될 수 있으면 이런 음식은 피하라.

5. 섬유질과 물을 될 수 있는 한 많이 섭취하라.

6. 주변 사람들과 많이 대화하고 어울려라.

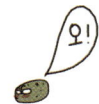 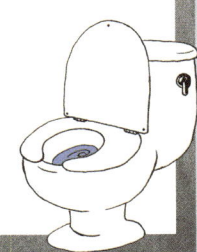

염증성 장질환의 두 얼굴

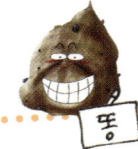

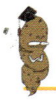
같은 종족을 공격한다, 궤양성 대장염

혈변이 있어 치질이겠거니 하고 병원을 찾았다가 의사로부터 궤양성 대장염이란 진단을 받고 당황하는 환자들이 더러 있다. 궤양성 대장염은 어떤 질환일까?

궤양성 대장염은 대장의 안쪽 점막에 염증이 생기는 병으로 크론병과 함께 대표적인 만성 염증성 장질환이다. 이 병이 생기는 정확한 원인은 아직 밝혀지지 않았지만 면역 계통의 이상 때문에 발병하는 것으로 알려져 있다. 우리 몸을 보호하기 위한 면역 체계가 자신의 대장 점막을 외부 물질로 오인하고 공격함으로써 염증 반응이 일어나게 되는 것이다.

미국을 포함한 서구에서는 비교적 흔한 질병으로 인구 천 명당 한 명꼴로 발병하지만, 우리나라의 경우 인구 만 명당 한 명꼴로 발병해

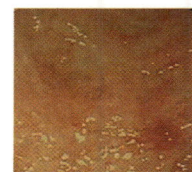
경미한 궤양성 대장염

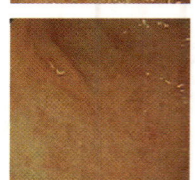

서구보다 비교적 드물게 나타나는 질환으로 보고되고 있다. 하지만 식생활의 서구화 등으로 우리나라도 최근 몇 년 사이 꾸준히 증가하고 있어 궤양성 대장염에 대해 간략하게나마 알아두는 것이 좋을 것으로 생각된다.

궤양성 대장염의 주증상은 묽은 똥과 설사를 자주 하는 것이다. 피나 점액이 섞인 똥을 누는 경우도 많다 똥을 눠도 시원하지 않고 복통, 전신 무력감 등 다양한 증상이 나타날 수 있지만 그런 구체적인 증상들은 접어두고서라도 우선 혈변 및 설사가 잦으면 대수롭지 않게 흘려버리지 말고 정확한 진단을 받아보는 태도가 필요하다. 우선 궤양성 대장염을 앓는 환자의 대장 안을 내시경으로 들여다보자.

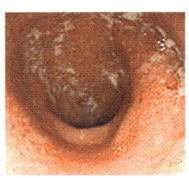
심각한 궤양성 대장염

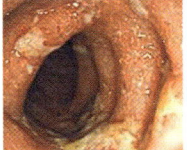

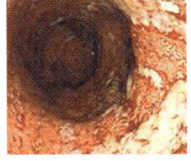

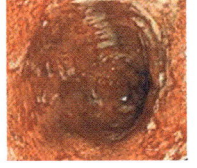

비교적 심하지 않은 궤양성 대장염 환자의 대장 내시경 사진을 살펴보면, 점막이 얇고 투명해서 점막 아래에 있는 혈관이 보이는 정상인의 장에 비해 점막이 붓고 빨갛게 충혈되어 정상적으로 보여야 할 혈관들이 보이지 않는 것을 확인할 수 있다.

좌측 사진은 한눈에 보기에도 심각한 상태임을 파악할 수 있다. 심각한 궤양성 대장염을 앓는 환자의 사진으로 점막 아래에 있는 정상적인 혈관이 보이지 않는 것은 말할 것도 없고 조금만 닿아도 피가 날 듯 점막이 많이 손상되어 있는 것을 확인할 수 있다. 고름과 같은 분비물이 스며 나오는 것도 볼 수 있다. 사진에서 보는 것과 같이 같은 질병을 앓고 있더라도 질병의 양상은 사뭇 다르다. 궤양성 대장염 역시 암과 마찬가지로 얼마나 일찍 발견하느냐에 따라 예후는 하늘과 땅 차이다.

궤양성 대장염은 비교적 이른 시기인 중고등학교 학생에게서도 많이 발견되는 질환인 만큼 아이가 자주 설사를 하거나 혈변을 볼 경우 그저 그러려니 하고 무심히 흘려버리지 말고 진찰을 받아보는 세심함이 필요하다.

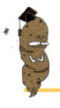
맹장염으로 착각하기 쉬운 크론병

크론병 역시 궤양성 대장염과 마찬가지로 면역 계통 이상으로 발병하는 것으로 알려졌으며 염증성 장질환의 대표적인 질환이다. 대장의 안쪽인 점막에 병변이 생기는 궤양성 대장염과는 달리 크론병은 장의 전층을 침범하고 병변의 분포도 연속적이지 않고 드문드문 있는 경우가 많다.

궤양성 대장염과 마찬가지로 크론병 역시 미국을 비롯한 서구 지역에서 발병률이 높은데, 미국은 인구 10만 명당 7명꼴로 발병하는 것으로 보고되고 있고 아시아와 남아메리카에서는 인구 10만 명당 0.08명 정도에 지나지 않는 것으로 알려졌다. 크론병의 발병 시기는 궤양성 대장염과 마찬가지로 15~30세에 가장 높고 60~80세에 두 번째로 많이 발생한다. 궤양성 대장염은 직장에 잘 생기지만 크론병이 자주 발생하는 부위는 회장 말단부이기 때문에 우하복부의 반복적인 통증과 설사가 주된 증상 중의 하나이다. 이런 이유로 흔히 맹장염이라 불리는 급성 충수염으로 오인하고 개복술을 시행하는 경우도 더러 있다.

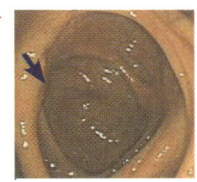
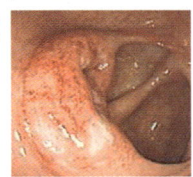
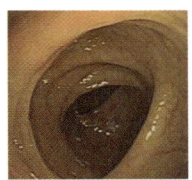
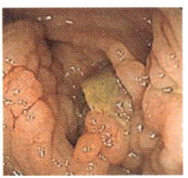

★소장과 대장이 만나는 부위-정상인
★★소장과 대장이 만나는 부위에 염증이 관찰됨-크론병 환자
★★★정상인의 대장
★★★★크론병 환자의 대장

첫 번째 사진은 정상인의 사진으로 화살표 부위가 소장과 대장이 만나는 부위이다. 두 번째 사진은 크론병 환자의 사진으로 소장과 대장이 만나는 부위에 염증이 있는 것을 볼 수 있다. 크론병 환자는 늘 피곤하고 손가락 하나 까딱하기 귀찮을 정도로 전신 무력감을 호소하거나 오른쪽 아랫배의 통증을 호소하는 경우가 많다. 소장이나 대장이 막혀 복통을 호소하는 경우 또한 많은 편이다. 똥에 피가 섞여 나오거나 점액질이 묻어나오는 경우도 많지만 궤양성 대장염과 비교하면 이런 증상은 흔한 편이 아니다.

세 번째 사진은 정상인의 대장이고 네 번째 사진은 크론병 환자의 대장으로 정상인은 대장 점막이 매끈하고 깨끗한 반면 크론병 환자의 대장은 점막 주름이 두껍고 궤양이 발생하여 조약돌 모양을 한 것을 볼 수 있다.

이미 언급한 대로 두 질환이 잘 생기는 연령대는 15~30세로 비교적 젊은 층에 많음을 유의하야 한다. 중고등학생을 둔 부모는 아이의 똥에 피가 묻어나오면 그저 치질이겠거니 생각해서는 곤란하다. '젊은 아이에게 무슨 몹쓸 병이 생기려고.' 하고 안이하게 생각하는 것 역시 위험천만한 일이다. 또한 아이들이 자주 복통을 호소하고 전신 무력감을 호소할 경우 변비이겠거니, 피곤하겠거니 하고 대수롭지 않게 넘길 일이 아니다.

두 질환 모두 비교적 젊은 연령층에서 잘 생기는 질환이기는 하지만 어느 연령대건 생길 수 있는 병이기에 누가 되었든 상기 증상이 있을 때는 우선 의사에게 진찰을 받아보는 것이 바람직하다. 궤양성 대장염과 크론병은 암 못지않게 무섭고 치료 또한 어려운 난치성 질환이다. 결코 가벼이 볼 질환이 아니다. 소중한 생명을 앗아가기도 하는 무시무시한 병이다. 두 질환을 극복하는 데 있어서 가장 중요한 것은 암과 마찬가지로 조기 발견, 조기 치료에 있다. 따라서 이미 언급한 것과 유사한 증상이 있을 때 바쁘거나 귀찮다는 이유로 미루지 말고 서둘러 병원을 찾아 진찰을 받아보는 것이 무엇보다도 중요하다고 할 수 있다.

● 궤양성 대장염과 크론병의 비교

	궤양성 대장염	크론병
발병율(미국)	11명/10만 명	7명/10만 명
발병 시기	15세~30세, 60세~80세	15세~30세, 60세~80세
인종	유태인>아프리카인>미국인>동양인	
남녀 비율	1:1	1.1~1.8 : 1
흡연	병을 예방하기도 함	병을 유발하기도 함
경구 피임약	연관성 없음	연관성 있음
충수 절제술	도움이 됨	도움 안 됨
일란성 쌍생아	연관성 있음(20%)	연관성 있음(20%)
혈변	있음	가끔
점액	있음	가끔
전신 증상	가끔	자주
통증	가끔	자주
항문 질환	없음	자주
소장폐색	없음	자주
대장폐색	거의 없음	자주
항생제에 반응	효과 없음	효과 있음
수술 후 재발	없음	있음

대장 게실

대장 게실을 파헤치다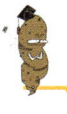

하고 많은 이름 중에 '게실'이라니 도무지 감이 오질 않는다. 누가 그렇게 부르기 시작했는지는 모르겠으나 아무튼 마음에 안 든다. 작은 주머니나 꽈리라고 불렀으면 그나마 이해하기 쉬웠을 것을.

건강 검진이 보편화되면서 게실은 일반인들에게도 그다지 낯선 단어가 아니다. 하지만 낯설지만 않을 뿐 게실이라는 말에는 대부분이 고개를 갸우뚱거리는 것이 사실이다. 대장 게실은 대장벽 일부가 밖으로 볼록 솟아올라 생긴 작은 주머니 모양의 병변을 일컫는다. 선뜻 이해가 되지 않는다면 이렇게 생각해보자. 고무풍선을 입으로 불면 전체가 동그랗게 부풀어 오른다. 하지만 어느 한 부분이 닳아서 약해져 있을 때는 그 부분이 혹처럼 볼록 튀어나올 것이 아닌가? 이처럼 볼록 튀어나온 부분을 게실이라 일컫는다. 백문이 불여일견, 게실이 어떻게 생겨먹은 놈인지 직접 살펴보자.

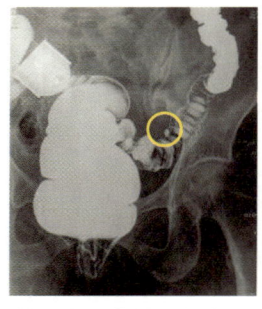 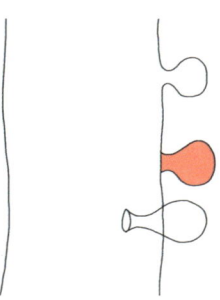

대장 게실의 X-ray 촬영. 원 속에 볼록한 부분이 게실이다

대장 게실의 모식도

　상단의 오른쪽 그림은 대장 게실을 이해하기 쉽게 그린 것이다. 그림에서 보는 것처럼 대장 밖으로 볼록 튀어나온 부분을 게실이라고 한다. 왼쪽 사진은 대장에 조영제를 주입하고 나서 찍은 엑스레이로 대장 밖으로 주머니처럼 볼록 솟아오른 게실이 관찰된다.(노란 동그라미 안) 그렇다면 대장 안에서 바라본 게실의 생김새는 어떨까?

　게실은 밖에서 보면 볼록 솟아오른 작은 주머니 모양을 하고 있지만 대장 안쪽에서 보면 움푹 들어간 웅덩이처럼 보인다. 서양인의 경우 게실은 좌측 대장에서 많이 생기지만 우리나라 사람은 우측 대장, 특히 맹장에서 많이 발견된다. 이렇다 보니 게실에 염증이 생긴 것을 충수염으로 오인하는 경우도 더러 발생한다. 게실은 수십 개에서 수백 개가 존재한다 할지라도 게실 자체로서는 아무런 증상도 유발하지 않는다. 하지만 합병증이 생길 때는 얘기가 달라진다.

　게실에 똥이 처박혀 있을 경우에는 염증 반응이 일어나 게실염이 초래될

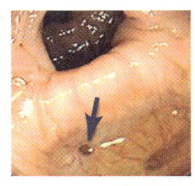 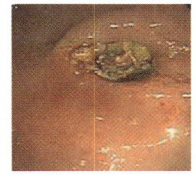
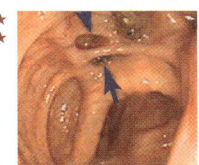 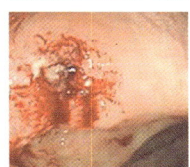
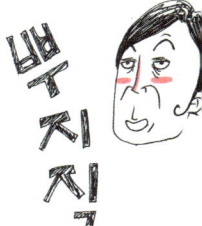

★/★★ 대장 게실   ★게실에 똥이 박혀 게실염으로 발전한 경우
　　　　　　　　★★게실염으로 출혈이 생긴 경우

수 있다. 이럴 때 환자는 심한 복통과 고열에 시달리게 된다. 게실염이 심해져 출혈이 생기면 사망에 이를 수도 있다. 대장 게실염의 합병증으로는 천공 및 복막염, 농양, 누공, 출혈 등이 있을 수 있는데, 대장에 구멍이 생기는 천공 때문에 복막염이 생길 경우는 사망률이 높으니 주의를 요한다.

　그렇다면 게실은 왜 생기는 것일까? 대장이 음식물 찌꺼기를 직장 쪽으로 이동시키기 위해 과도하게 수축하기 때문이다. 대장이 지나치게 수축하는 것은 음식물 찌꺼기가 부족해서이다. 내용물이 많다면 적당히 수축해도 되지만 내용물이 적다보니 직장 쪽으로 음식물 찌꺼기를 보내기 위해서는 과도하게 수축할 수밖에 없다. 아하, 그렇다면 섬유질을 많이 섭취해서 음식물 찌꺼기의 양을 늘리는 것이 게실을 예방하는 방법이겠네. 빙고!

급성 충수염

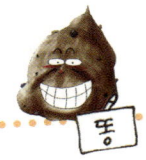

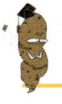 **맹장염에 대한 오해와 진실**

흔히들 맹장염이라 일컫는 질환의 정확한 병명은 급성 충수염이다. 급성 충수염은 말 그대로 맹장 끝에 지렁이 마냥 붙어 있는 충수돌기에 염증이 생기는 질환을 일컫는다. 비교적 흔한 질환이기에 일반인에게 있어서도 전혀 낯설지 않은 병이다.

흔한 질환이다 보니 말도 많고 그러다 보니 급성 충수염에 관한 그릇된 정보가 만연해 있는 것도 사실이다. 급성 충수염에 얽힌 오해를 하나하나 짚어가면서 진실을 파헤쳐보자.

급성 충수염의 진단 및 치료는 매우 간단하다?

천만의 말씀, 잘못된 의료 상식이다. 그럼? 결론부터 말하면 급성 충수염에 대한 진단 및 치료는 쉽기도 하고 어렵기도 하다. 무슨 그따위 대답이 있느냐며 반문을 할 사람도 적지 않겠지만 사실이 그렇다. 염증의 진행 정도에 따라 급성 충수염의 진단 및 치료는 판이하기 때문이다. 급성 충수염이 막 시작할 무렵에는 속이 메스껍고 명치 부분이 답답할 뿐 복통이 없는 경우가 대부분이다. 이렇다 보니 환자는 단순히 체한 것으로 생각하기 쉽고 의사 또한 급성 충수염으로 진단을 내리기가 쉽지 않다.

   이런 상태에 있는 환자에게 급성 충수염이니 수술하는 것이 좋겠다고 하면 과잉 진료를 하는 파렴치한 의사라는 오해를 피하기 어렵고, 체한 것으로 판단하고 약만 처방했다가 나중에 급성 충수염으로 판명되어 수술을 하기라도 하는 날엔 환자로부터 돌팔이 의사라는 오명을 받기 딱 알맞다. 바로 그런 질병이 급성 충수염이다. 외과 의사들 사이에선 외과 의사의 삶은 충수염으로 시작해서 충수염으로 끝난다는 말이 있다. 진단 및 수술이 쉽기도 하지만 난해하고 어려운 경우도 많기에 언젠가는 급성 충수염 때문에 낭패를 보게 되는 경우가 있음을 빗대어 하는 말이다.

   이런 사연이 있는데도 정작 환자들은 '그깟 맹장염'이라던가, '맹장 수술은 수술도 아냐.'라고 하니, 의사로선 여간 답답하고 섭섭한 게 아니다. 충수염의 진단 및 치료는 쉽기도 하고 어렵기도 하다. 일반인들도 다양한 형태의 급성 충수염이 있을 수 있음을 염두에 두는 것이 좋다.

허리를 똑바로 펼 수 있으면
급성 충수염이 아니다?

의사인 내가 환자에게 '급성 충수염입니다.'라고 말하면 보란 듯이 허리를 쭉 펴고는 불신에 찬 시선을 던지는 환자들이 더러 있다. 누가 언제 그런 말을 퍼뜨렸는지는 모르겠지만 급성 충수염에 걸리면 허리를 똑바로 펴지 못한다는 허황한 얘기가 떠돌기 때문이다. 하지만 이는 사실무근으로, 틀린 말이다. 혹여 이런 황당한 말에 미혹되어 수술 시기를 놓치는 이들이 있을까 염려되기에 하는 말이다.

설사를 하면
급성 충수염이 아니다?

레지던트 시절에 들은 얘기다. 어디서 들었는지 설사를 하면 절대 급성 충수염이 아니라는 믿음을 가지고 있던 젊은이가 있었는데 이 때문에 수술 시기를 놓쳐 복막염으로 사망했다는 것이다. 아직도 설사하면 급성 충수염이 아니라는 믿음을 가지고 있는 사람이 더러 있다. 물론 이 역시 전혀 사실무근이며 낭설에 불과하다.

그다지 아프지 않은데?

걷지도 못할 정도로, 식은땀을 흘릴 정도로 심한 복통이 있으면 급성 충수염일 가능성이 떨어진다. 이렇듯 심한 통증이 있다면 급성 충수염보다는 요로 결석이나 십이지장 궤양 천공을 먼저 생각해봐야 한다. 급성 충수염 때 나타나는 복통은 기분 나쁠 정도로 은근히 아픈 경우가 많고, 기침을 하거나

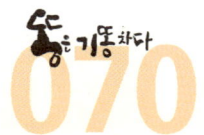

손으로 배를 눌렀을 때 더 아픈 것이 특징이다.

**혈액 검사,
복부 초음파 검사?**

    인간은 화성으로 우주선을 쏘아 올린다. 너무 엄청난 일인지라 별로 실감이 나질 않는다. 어떻게 이런 일이 가능한지 그저 인간의 위대함에 놀랄 뿐이다. 하지만 화성에 우주선을 쏘아 올리면서도 정작 자신의 몸뚱이에 대해선 그다지 아는 바가 없는 존재가 또한 인간이기도 하다. 그만큼 인간의 몸은 오묘하고 신비로우면서도 여전히 베일에 싸인 미개척지라고 할 수 있다.

    배가 아파 병원을 찾으면 의사는 환자에게서 혈액을 채취하고 복부 초음파 등의 검사를 시행한다. 이들 검사를 통해 백 퍼센트 충수염 진단을 내릴 수 있을까? 우선 혈액 검사부터 알아보자. 충수염이 의심되면 시행하는 혈액 검사는 백혈구의 증감을 보기 위함이다. 백혈구는 적으로부터 우리 몸을 보호하는 군대라고 할 수 있는데, 우리 몸에 염증이 있을 때 이들과 전투를 벌이기 위해 백혈구 수가 증가하게 된다. 당연히 충수돌기에 염증이 생길 경우에도 백혈구의 수는 증가한다. 하지만 반드시 그런 것만은 아니라는 데 문제가 있다. 충수돌기에 염증이 심해도 백혈구 수는 정상인 경우가 얼마든지 있다. 이런 이유로 백혈구 수가 정상이라고 해서 백 퍼센트 충수염은 아니라고 단정 지을 수는 없다. 복부 초음파 검사는 어떨까? 백 퍼센트 충수염을 잡아낼 수 있을까? 복부 초음파 검사 역시 충수염을 완벽하게 진단할 수 없다. 염증이 심해 충수돌기가 부어 있다거나 충수돌기가 터져 고름집을 형성하고 있지 않은 상태에서는 복부 초음파 검사로도 충수염을 진단하기는 어렵다. 이쯤 되면 충수염을 완벽하게 찾아내지도 못한다면서 뭐 하러 고가의 복부 초음파 검사를 실시해야 하는가에 대한 의구심이 생길 만도 하다. 복부 초음파 검사가 필요한 이유는 충수염을 진단하기 위한 목적도 있지만 다른 질환의 유무를 확인하기 위한 목적도 있다. 예를 들면 맹장에 게실염이 있으면 급성 충수염과 거의 유사한 증상을 보이기에 충수염으로 오진하고 개복 수술을 하는 일도 있다. 하지만 복부 초음파 검사로 게실염이 확인되면 불필요한 개복 수술을 피할 수가 있다. 여성은 난소염이나 골반염 같은 질환이 있을 때 충수염과 유사한 증상을 보일 수 있는데 이런 때도 복부 초음파 검사는 매우 유용하다.

혈액 검사가 되었든 복부 초음파 검사가 되었든 충수염을 진단하는 데 도움이 된다는 것이지 백 퍼센트 완벽한 검사가 아님을 알아야 한다. 누구에게나 예외 없이 적용되는 백 퍼센트 완벽한 검사는 적어도 인체에 관한 한은 없다. 그만큼 인간의 몸은 신비롭고 오묘하다.

의심되니
수술을 하자고?

세상엔 꿀처럼 달고 번지르르하지만 거짓된 말이 있고, 받아들이기 껄끄럽지만 참인 말이 있다. 그래서 대인 관계가, 세상살이가 만만찮은지도 모르

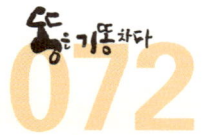

겠다. 충수염 얘기를 하다가 웬 뚱딴지 같은 소리? 급성 충수염으로 진단이 나오면 환자는 의사로부터 "급성 충수염이 의심되니 수술을 받는 것이 좋겠습니다."라는 다소 황당한 말을 듣게 된다. 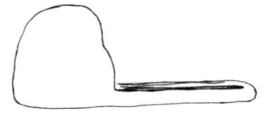 확진도 아니고 의심되니 수술을 하자고 하니, 환자 처지에서 보면 선뜻 받아들이기 어려운 제안임이 틀림없다. 경험이 많은 대부분 외과 의사들은 충수염이 백 퍼센트 확실하니 수술을 하자는 식으로 얘기하지 않는다. 만약 그렇게 얘기하는 의사가 있다면 경험이 많지 않거나, 믿고 신뢰할 만한 의사는 아니라는 생각이 든다. 급성 충수염과 유사한 증상을 보이는 질환이 얼마든지 있을 수 있는데 무슨 수로 의사가 자신의 진단을 백 퍼센트 확신할 수 있단 말인가? 그렇다고 외과 의사가 무턱대고 수술을 하는 것은 아니다. 얼마든지 다른 질환이 있을 수 있다는 의미에서 충수염이 의심된다는 표현을 쓸 뿐이지 강한 확신도 없이 환자의 배를 가르는 외과 의사는 없다.

아직도 급성 충수염을 백 퍼센트 확진할 수 있는 진단 방법은 없다. 충수염의 진단은 전적으로 외과 의사의 판단에 의존한다. 그렇다면 오진을 막을 수 있는 좋은 방법은 없을까? 어리석은 대답 같지만 약을 쓰며 지켜보는 게 상책이다. 약을 써서 환자의 증세가 좋아지면 충수염이 아닐 테고 약을 복용함에도 증세가 점점 악화하면 그만큼 충수염일 가능성은 커지는 것이니까. 하지만 이는 너무나도 위험한 발상이 아닐 수 없다. 진단을 좀 더 확실히 한답시고 미적대다 충수돌기가 터지기라도 하는 날엔 복막염으로 발전할 수 있기 때문이다. 충수돌기가 심장처럼 없어서는 안 될 장기라면 복막염과 같은 합병증을 감수하고라도 진단에 신중을 기할 수밖에 없다. 하지만 충수돌기는 없어도 전혀 상관없는 대장의 부속물에 지나지 않는다. 이런 이유 때문에 충수염이 의심되면 외과 의사들은 수술을 서두르게 되는 것이다.

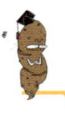 **복강경 수술**

로봇 수술이 등장하는 시대이니만큼 복강경 수술은 그다지 놀랄 만한 일도 못된다. 담낭 절제술, 대장암 수술 등 복강경 수술의 적용 분야는 점점 더 늘어나는 추세다. 물론 충수염을 수술하는데 있어서도 복강경이 이용되고 있다. 얼마 전까지만 해도 복강경에 의한 충수 절제술은 건강 보험의 적용 대상이 아니었기 때문에 경비가 만만찮았다. 하지만 지금은 건강 보험이 적용되기 때문에 일반 개복 수술과 비교해도 비용면에서 별 차이가 없다.

복강경으로 충수 절제 수술을 받으면 무슨 이점이 있을까? 우선 수술 후 통증이 현저하게 줄어든다는 이점이 있다. 배를 가르는 수술로 충수돌기를 제거할 경우, 수술 후 환자는 통증을 느낄 수밖에 없다. 복부 근육의 일부를 자르고, 벌리고, 환부를 잡아당기는 과정을 거치지 않고서는 충수돌기를 제거할 수 없기 때문이다. 하지만 복강경을 이용할 때는 복부에 작은 구멍을 뚫고 기구를 삽입하고 나서 모니터를 보면서 수술을 하기 때문에 복부 근육을 자르거나 잡아당기는 것과 같은 과정이 전혀 필요 없고, 이런 이유로 수술 후 통증도 현저히 줄어드는 것이다.

둘째, 복강경 수술은 환자의 회복 및 사회로의 복귀 시간을 앞당긴다는 이점이 있다. 복강경 수술을 받은 환자는 수술 다음날이면 정상적인 식사를 할 만큼 회복 속도가 빨라서 입원 기간도 단축할 수 있다.

셋째, 충수돌기뿐만 아니라 배 안에 있는 다른 장기를 눈으로 확인할 수 있다는 장점이 있다. 좌측의 사진에서 보는 것과 같이 간이나 담낭, 소장, 장간막 등 다른 장기의 이상 유무도 확인할 수 있다. 또한 여성은 난소나 자궁에 생긴 자궁근종도 관찰할 수 있다. 충수 절제술을 받으러 왔다가 우연히 자궁근종이 있는 것을 알게 된다면 그야말로 도랑 치고 가재 잡는 격이 아닐는지. 병원에서 의사에게 종종 듣게 되는 말이 '유착'이라는 말이다. 유착이란 말 그대로 장기들이 서로 들러붙는 것이다. 네 번째 사진에서 보면 대장이 복막과 얇은 막으로 들러붙어 있는 것을 볼 수 있는데 이를 유착이라고 한다. 복강경을 이용해서 수술할 경우 유착된 장기들을 서로 떼어내는 작업이 개복술보다 한결 수월하다.

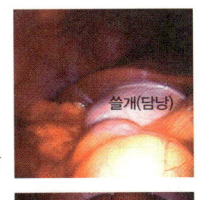
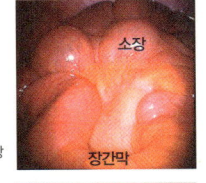
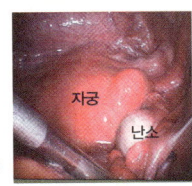
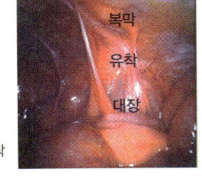

넷째, 상처가 곪을 염려가 없다는 이점이 있다. 배를 갈라 수술을 할 경우 아무리 조심하며 수술을 한다 해도 배 안에 있던 상처에 고름이 묻을 위험이 많고 이 때문에 수술 후 상처에 염증이 생기는 경우가 종종 발생한다. 하지만 복강경 수술의 경우 배 안에서 모든 조작이 이루어지고 배 안에 있던 고름이 환부에 닿을 염려가 없어서 수술 후의 상처 감염은 거의 일어나지 않는다.

염증이 있는 충수돌기는 특수하게 고안된 봉지에 담겨 밖으로 제거되기 때문에 기존의 개복 수술과는 달리 염증이 있는 충수돌기가 환부에 닿을 염려가 없다. 골반강 내에 고름이 고여 있을 때도 흡입기를 통해 배 안에서 고름을 제거하기 때문에 고름이 상처에 닿을 염려 또한 없다.

다섯째, 복강경 수술은 기존의 개복 수술과는 비교할 수 없을 정도로 뛰어난 미용 효과가 있다. 복강경으로 수술할 경우에는 육안으로 쉬이 발견하기 어려울 정도로 지극히 미세하고 옅은 상처 자국만 남게 된다. 여성은 비키니를 입어도 수술 흔적을 찾아보기 어렵다.

여섯째, 복강경 수술은 안전한 수술이라는 이점이 있다. 배 안에 기구를 삽입하고 나서 모니터를 보며 수술을 하면 위험하지 않을까 하는 선입견이 생길 수도 있지만, 전혀 그렇지가 않다. 오히려 복강경으로 수술할 경우에는 배 안 전체가 시야에 들어오기 때문에 기존의 개복 수술보다 더 안전한 가운데 수술이 이루어질 수 있다.

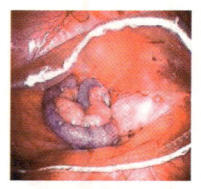

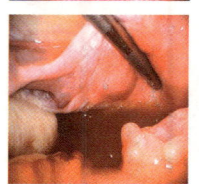

★염증이 있는 충수돌기
★★골반강 내에 고름이 고인 경우

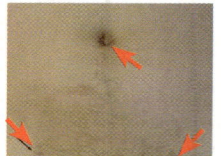

복강경 수술은 상처 자국이 거의 남지 않는다

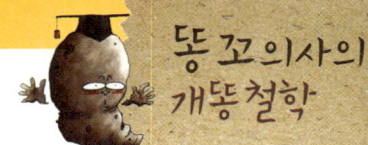
똥꼬의사의 개똥철학

대한민국 아줌마로 산다는 것

우리나라 대장항문전문병원의 경우 대목은 언제일까?

설이니 추석이니 하는 명절이 바로 황금연휴 기간이다. 이때만큼은 치질 수술을 받겠다는 환자들로 병실이 모자랄 정도다. 연휴 기간이라 그럴 것이거니 할 수도 있겠지만 다른 때와 다른 점이 있다면 유독 여자 환자가 많다는 것이다. 회진하면서 나는 아줌마들에게 시댁 식구들 보는 것도 싫고, 설거지다 뭐다 일에 치이는 게 싫어 이참에 수술받고 병실에 누워 있는 거 아니냐며 농담을 건네곤 한다. 물론 이런 농담을 스스럼없이 던질 수 있는 건 아줌마 환자들에게 그런 불순하고 얄팍한 동기가 없음을 누구보다 잘 알기 때문이다.

대한민국 아줌마들, 엄청나게 바쁘다. 남편 챙기는 건 뒤로하고라도 아이들 학교니 과외니 뒤치다꺼리에 하루가 어떻게 지나가는지 모른다. 이렇다 보니 정작 자신의 몸뚱이가 아프고 망가져도 수술이니 입원이니 하는 것은 언감생심, 엄두도 내질 못한다. 대한민국 아줌마 중 일부에게 있어 명절 연휴는 망가진 몸을 보수하는 기간이다.

"희건 에미는 하필 이때 수술받을 게 뭐라니?" "올케, 너무한 거 아니야?"
"당신, 꼭 그렇게 해야겠어?"

제발, 철딱서니 없는 말들 그만하시라. 당신들이 대한민국 아줌마로 살아간다는 게 어떤 건지 알기나 하는가?

4장
똥, 그놈 목소리

충분히 소란스럽고 혼란스러운 세상이다.
똥에 관한 얘기라면 더도 말고 딱 세 가지만 기억하기로 하자.
색깔, 굵기, 패턴. 이것들이야말로 똥의 진짜 목소리다.

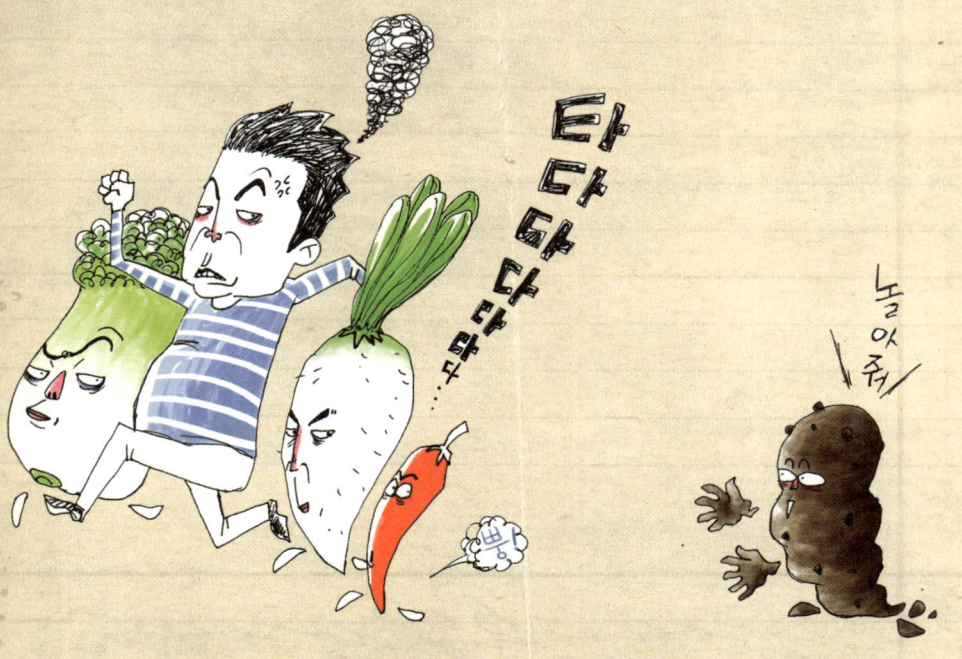

똥의 메시지를 파악하는 **세 가지**

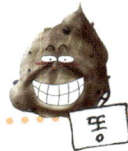

● 인터넷이 널리 보급되기 시작하면서 고유 영역이라는 것 자체가 사라졌다. 과거에는 전문가들에게만 개방되어 있던 분야가 이제는 누구든 손쉽게 접근할 수 있는 영역으로 변모되었다. 전문가가 아닌 일반인의 접근을 허용할 수밖에 없는 영역에는 의료도 포함되어 있다. 의료는 고도의 전문성을 요구하기 때문에 과거에는 의사가 아닌 일반인이 의료 영역을 가까이 하기란 쉽지 않았다.

지금에 와서는 어떤가? 일반인들도 의료에 관한 웬만한 것쯤은 훤히 꿰뚫고 있다. 너나없이 서로서로 정보를 공유하는 것이 개인이나 특정 집단이 정보를 독점하는 것보다는 바람직한 일이다. 하지만 인터넷을 떠도는 정보 가운데에는 검증되지 않았거나 그릇된 정보 또한 넘쳐나기 때문에 정보를 공유함에 있어서도 다분히 주의를 요해야 한다. 단순히 재미나 호기심을 자극하는 수준에서 대화가 이루어지고 정보가 취급되는 경향 또한 경계해야만 할 것이다.

똥에 관해 다루는 매체는 인터넷부터 시작해서 신문, 잡지까지 이루 헤아릴 수 없을 만큼 많다. 그렇다 보니 정보를 접하는 사람은 무엇이 똥의 진짜 목소리인지 헷갈릴 소지가 다분하다. 똥의 진짜 목소리는 무엇일까? 냄새? 맛? 굵기? 무엇이 되었든 근간을 놓치게 되면 사물의 실체를 보지 못하게 된다. 그러면 진실을 보지 못할 뿐만 아니라 왜곡된 사실을 진실로 착각하게 되기 때문에 어찌 보면 알지 못하는 것만 못하다. 똥에 대한 수많은 목소리가 있지만 색깔, 굵기, 똥 누는 패턴, 바로 이 세 가지가 똥의 진짜 목소리가 아닌가 싶다. 냄새라든가 말랑말랑한 정도는 똥의 진짜 목소리가 아닌 만큼 그다지 신경 쓰지 않아도 무방하다.

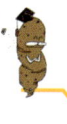

똥의 색깔

똥의 색깔이 퍼렇다거나 누렇다고 하는 것들은 얘깃거리가 되지 않음을 먼저 짚고 넘어가야겠다. 이런 것들은 먹는 것과 관계가 있지 질병과는 아무런 연관성이 없기 때문이다. 호기심을 충족시킬 수 있을지는 몰라도 건강에 관한 한 아무런 도움이 되지 않는다. 똥의 색깔에 주의를 기울여야 하는 경우는 똥에 피가 섞여 나올 때이다. 출혈량이 많든 적든, 색깔이 검든 붉든 간에 똥에 피가 섞여 나오면 정신을 바짝 차려야만 한다. 똥이 분명한 메시지를 우리에게 전달하는 것이기 때문이다. 하지만 안타깝게도 대부분 사람들은 똥이 전하는 메시지를 가벼이 여기고 속단하는 우를 범하는 경우가 많다. 그중 하나가 똥의 색깔만으로 어느 정도 질병을 예측할 수 있다고 생각하는 것이다. 똥이 우리 몸속의 피를 나르는 것은 우리로 하여금 주의를 하라는 것

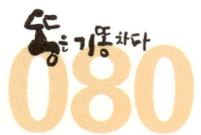

이지 나름대로 판단하라는 뜻은 아니다. 무슨 얘기냐고? 인터넷이나 신문, 잡지 등을 보면 피의 색깔로 질병을 짐작할 수 있다고 떠들어댄다. 이 무슨 위험천만한 말인지 모르겠다. 전문가라 할지라도 똥의 색깔로 질병을 정확히 가려낼 수는 없는 노릇인데 일반인이 무슨 수로 자가 진단을 할 수 있단 말인지 의아하기만 하다.

피의 색깔이 검붉으면 암을 의심하고 선홍색이면 치질을 의심하라고 가르치기도 한다. 정말 그럴까? 간단히 선홍색의 피가 섞인 똥을 볼 수 있는 질환을 열거해보자. 소장 질환으로는 궤양, 평활근(육)종, 게실, 혈관성 병변, 암 등이 있다. 대장 질환으로는 암, 궤양성 대장염, 크론병, 게실염, 허혈성 대장염, 방사선성 장염, 장결핵, 감염성 장염, 약제성 출혈성 장염, 혈관성 병변, 치핵, 급성 출혈성 직장 궤양 등이 있다. 이래도 똥에 섞여 나오는 피의 색깔로 선불리 진단을 내릴 것인가? 똥에 피가 섞여 나올 경우에는 겸허하게 출혈의 원인을 찾아볼 일이지 선불리 자가 진단을 해서는 곤란하다. 자가 진단을 하라는 게 똥이 우리에게 전하고자 하는 메시지가 아님을 결코 잊어서는 안 된다.

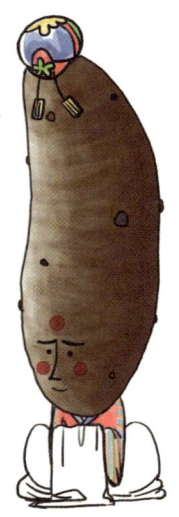

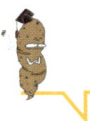

똥의 굵기

어느 날 갑자기 똥의 굵기가 가늘어진다면 이 역시 주의를 요한다. 치핵이 있으면 치핵이 항문을 막아 똥이 가늘어질 수 있다고 생각하는 이들이 있는데 물론 착각이다. 치핵으로 인해 똥이 가늘어지는 경우는 거의 없다. 말랑말랑한 똥이 가늘어진다면 뭔가가 똥을 누른다거나 똥의 통로인 대장이 좁아져 있다고 생각할 수 있지 않을까? 빙고! 바로 그거다. 물론 이와 같은 현상을 초래하는 주범은 대장암이다. 그러니까 어느 날부턴가 똥이 가늘어진다면 대장암, 그중에서도 특히 직장암을 의심해봐야 한다. 하지만 여기에도 함정은 있다.

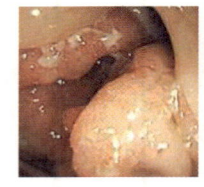
암으로 통로가 좁아진 대장

암이 있으면 대장의 통로가 좁아져 똥이 가늘어지는 것은 너무나도 당연하다. 하지만 오른쪽에서 보는 것과 같이 납작하게 생긴 암도 얼마든지 있을 수 있는데 이럴 때 똥의 굵기에는 전혀 변화가 없다. 무슨 얘기? 똥의 굵기가 갑작스레 가늘어지면 대장암과 같은 질환을 의심해야 하지만 늘 그런 것은 아니므로 예방 차원에서 대장 내시경 검사를 받아보는 것이 가장 현명하다는 얘기다.

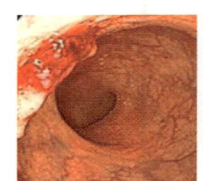
납작한 암도 있다

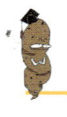
똥 누는 패턴

마지막으로 똥을 누는 패턴에 변화가 생길 경우 역시 주의를 요한다. 느닷없이 설사가 잦아진다거나, 갑작스레 변비가 생긴다거나, 변비와 설사가 교대로 나타나는 것과 같은 낯선 배변 습관이 나타날 경우 내 몸에 질환이 있는 것은 아닌가 하고 의심해봐야 한다. 이와 같은 현상들은 대장암뿐만 아니라 궤양성 대장염이나 크론병과 같은 염증성 장질환이 있을 때 빈번하게 나타나는 증상이기 때문이다. 사람이 되었든 대장이 되었든 갑작스레 변한다거나 안 하던 짓을 하면 뭔가 문제가 있는 것이다.

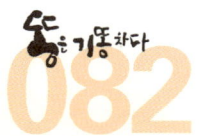

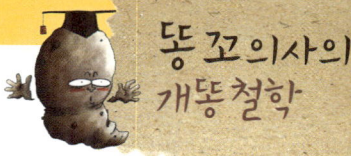

똥 꼬의사의 개똥철학

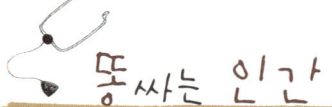

똥 싸는 인간

    어떤 자료에 의하면 정상인이 70평생 중 화장실에서 보내는 시간이 1년에서 2년에 달한다고 하며 똥의 양은 약 5톤에 이른다고 한다. 실로 엄청난 양이다. 물론 무엇을 먹느냐에 따라 개인차는 분명히 존재한다.

    '구브너'라는 한 과학자가 섭취하는 음식의 종류에 따른 똥의 양을 조사했다. 결과를 살펴보면 양배추 3,831g을 섭취하면 1,670g의 똥을, 홍당무 5,193g을 1,092g의 똥을, 달걀 948g은 64g의 똥을, 고기 1,435g을 섭취할 때는 64g의 똥을 눈다고 한다. 섬유질을 섭취할 때보다 육류를 섭취할 때 똥의 양이 현저히 적음을 알 수 있다.

    그럼 어디 직접 계산해 보자. 직경 2cm, 길이 15cm의 바나나 한 개 무게가 보통 150g 정도 나가니까 하루에 누는 똥의 양을 대충 200g 정도로 잡고 계산하면 얼추 근사치를 얻을 수 있을 것 같다.

    200g × 365일 × 70년 = 5,110,000g = 5,110kg = 5.11톤

    매일 똥을 누지 않는 사람도 있잖아? 그렇지만 하루에 두세 번 누는 사람도 있고 또 위의 계산에서 설사는 제외했으니까 계산에서 나온 5.11톤을 평균치로 잡아도 무리는 없어 보인다. 말이 5톤이지 이는 실로 엄청난 양이다.

    그래도 그렇지 '똥 싸는 인간'이라니, 표현이 좀 거시기하다고? 똥을 한자로는 분(糞)이라 한다. 글자를 분해해 볼까? 糞(똥 분) = 米(쌀 미) + 異(다를 이), 이게 무슨 말? 똥은 먹는 것의 다른 이름이란 뜻이다. 그러니까 먹는 것과 싸는 것은 한가지란 뜻이다. 이래도 거시기한가? 먹는 것이 지극히 당연하듯, 싸는 것 역시 지극히 자연스럽다. 그러니 '똥 싸는 인간'이라 하여 괜스레 눈 흘기지 마시라.

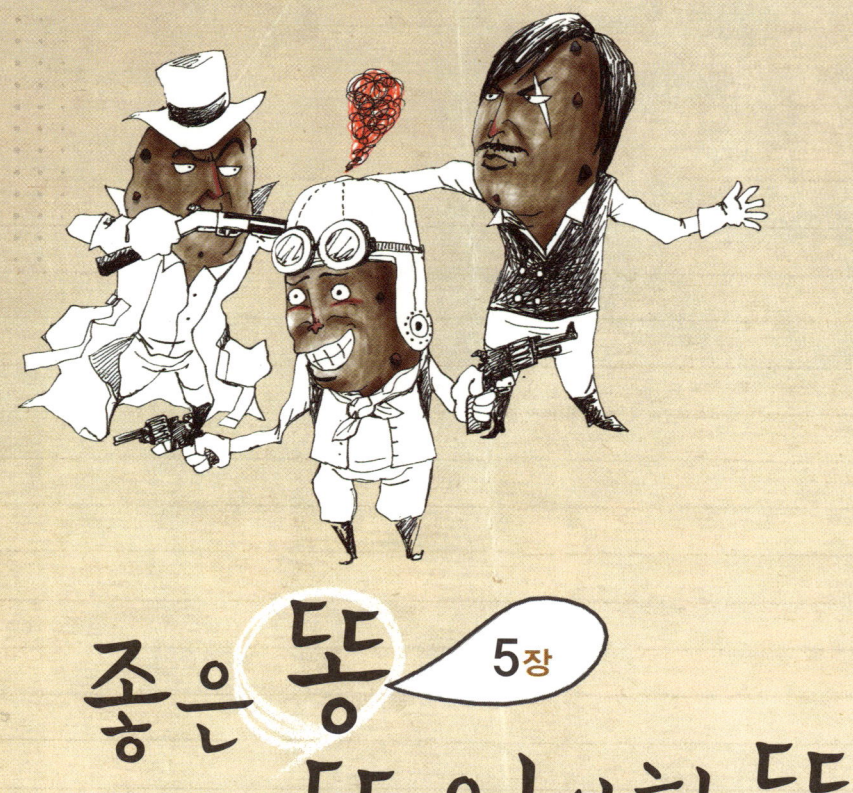

좋은 똥 나쁜 똥, 이상한 똥

5장

똥이면 다 똥이지 좋은 똥, 나쁜 똥, 이상한 똥이라니, 하며 의아한 표정을 지을 사람들도 많지 싶다. 하지만 똥이라고 다 같은 똥이 아니다. 엄연히 똥도 나름대로 특징이 있고 개성이 있다. 도대체 무슨 똥이 있다는 건지 어디 한번 들어나 보자.

좋은 똥

● 말 그대로 착한 똥이다. 이상적인 똥이다. 누가 되었든 원하는 똥이다. 신부로 치면 일등 신붓감인데, 특징을 들면 이렇다.

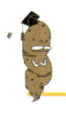

좋은 똥의 특징

**매일 얼굴을
보여주는 똥** 하루에 한 번 혹은 두세 번 정도 나오는 똥이 이상적이다. 하지만 매일 보지 못한다고 해서 반드시 나쁜 똥이라고 할 수는 없다. 2~3일에 한 번 정도 보는 것도 정상 범주에 속한다. 간혹 병원을 찾는 환자 중에는 하루라도 똥을 누지 못하면 큰일이라도 날 것처럼 불안해하며 거의 강박증에 가까운 반응을 보이는 이들이 있다. 이참에 알아 두자. 똥을 누는 횟수는 그리 중요한 게 아니라는 사실을. 3일에 한 번 꼴로 똥을 누지만 살아가는 데 전혀 불편함이 없는 사람이 있다 치자. 그런 사람을 똥 누는 횟수만으로 변비 환자로 단정 짓고는 치료를 권할 것인가? 어림없는 소리. 그런 이가 있다면 곤히 잘 자는 사람을 깨워 수면제 먹고 자라고 하는 거나 마찬가지가 아닐지.

누런색 또는
황갈색 빛깔을 띠는 똥

똥이 누런색을 띠는 이유는 십이지장으로 빠져나온 담즙이 장을 통과하면서 노란색으로 변하기 때문이다. 이런 이유로 선천적으로 담도가 막혀 담즙이 분비되지 못하는 어린아이의 똥은 하얀색을 띠게 된다. 누런색 똥이 가장 이상적이라는 것이지 푸르스름하거나 자주색에 가까운 똥이 문제가 있다는 것은 아니다. 똥의 색깔은 먹는 음식에 의해서 얼마든지 다른 빛깔을 띨 수 있다.

바나나같이
길고 미끈한 똥

진밥, 된밥이 있듯이 똥 역시 묽은 똥, 된똥이 있다. 둘 다 이상적인 똥은 아니다. 이상적인 똥 역시 밥과 마찬가지로 적당히 말랑말랑해야 한다. 모양은 바나나처럼 미끈한 것이 좋다. 바나나 한 개 크기의 말랑말랑한 똥의 무게는 보통 100~200g 정도 된다. 그러나 바쁘고 복잡한 세상에 똥의 무게까지 구체적으로 알 필요가 있을까?

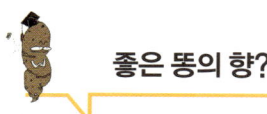

좋은 똥의 향?

향은 무슨? 똥은 그저 똥이고 누구의 똥이든 다 구리지. 구린 냄새의 주범은 장 내 세균이 음식물을 소화시키는 과정에서 만들어지는 스카톨과 인돌 때문이며 황화수소나 메탄가스, 암모니아도 한몫한다. 똥 냄새로 장의 상태나 질병의 유무를 알기란 거의 불가능하다. 유독 자신의 똥 냄새가 역하다며 혹여 몹쓸 병이 있는 것은 아닌가 하는 불안감을 갖고 병원을 찾는 이들이 있는데 물론 기우다. 누구의 똥이든 구리긴 마찬가지고 냄새의 지독함 정도를 결정하는 것 역시 다분히 주관적이라 할 수 있다.

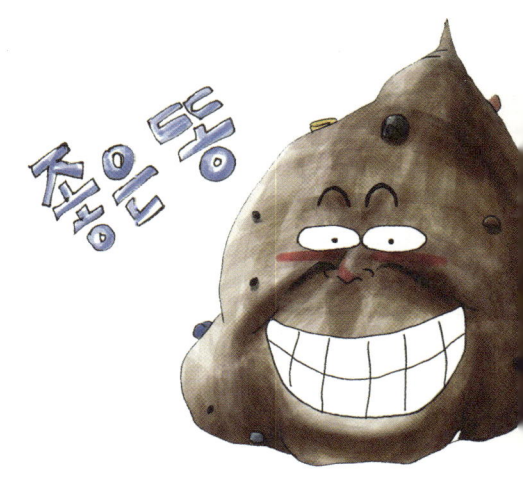

나쁜 똥

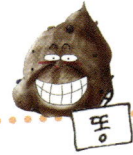

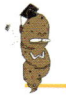

숙변은 없다

우선 오해의 소지를 없애고 이야기를 시작하는 게 좋겠다. 숙변을 나쁜 똥이라 하면 엄연히 숙변이란 것이 존재하는 것 같은 인상을 주기 때문이다. 숙변을 나쁜 똥이라 일컬음은 있지도 않은 허무맹랑한 존재가 사람들을 현혹하고 괜한 걱정과 불안감을 조장하기 때문이다. 이런 이유로 숙변을 나쁜 똥이라 일컫는 것이지 숙변이 존재한다는 얘기는 결코 아니다. 숙변(宿便)은 단식 위주의 민간요법으로 자연 건강법을 주장하는 사람들에게서 나온 말이다. 그들에 의하면 숙변이란 장에 오랫동안 머물러 있는 똥을 일컫는다. 하지만 숙변은 서양 의학이나 한의학에서도 찾아볼 수 없는 지극히 생소하고 낯선 단어이자 개념이다.

숙변은 과연 존재할까? 숙변이 존재한다고 목청을 돋우는 사람들의 주장을 들어보고 그 허무맹랑한 주장에 반론을 제시해보자.

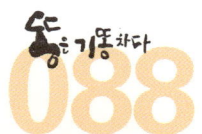

**오랫동안 금식해도 똥은 나오잖아
그게 바로 숙변이라고**

천만에. 대단한 착각이다. 사람은 먹지 않더라도 매일 다량의 소화액이 장 속으로 분비된다. 그뿐만 아니라 장의 상피 세포는 끊임없이 떨어져 나가고 새로운 상피로 교체되는 과정을 평생 반복한다. 이런 이유로 사람은 단식을 하더라도 똥을 누게 되는 것이다. 숙변이라니, 어불성설이다.

**구불구불한 장 점막 사이에
똥이 오랫동안 끼어 있을 수 있잖아**

이 역시 그저 상상에 불과하다. 장의 표면은 점액으로 뒤덮여 미끌미끌할 뿐만 아니라 쉴 새 없이 꿈틀대며 연동 운동을 하기 때문에 오랫동안 똥이 대장 안에 머물러 있기 어렵다. 또한 대장 내시경을 통해 대장 안을 직접 들여다보면 숙변이 있다고 주장하는 사람들의 말처럼 주름이 많지도 않다.

**숙변 제거제를 먹으면
엄청난 숙변이 나오던데?**

허황한 논리다. 숙변 제거제로 먹는 식품이나 약 대부분은 식이섬유가 주성분이다. 식이섬유는 장에서 흡수되지 않기 때문에 그대로 똥으로 배출된다. 그뿐만 아니라 섬유질은 대장 속에서 다량의 수분을 흡수하기 때문에 오히려 부피가 커지게 된다. 숙변을 제거할 목적으로

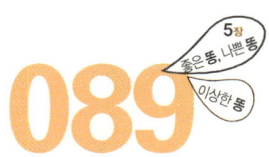

섭취한 식이섬유가 똥으로 나오는 것이지 숙변이 나오는 것은 아니다.

이차대전 중 미국의 첩보 부대가 태평양의 한 섬에 주둔하고 있던 일본군의 병력 규모를 파악하기 위해 일본군이 쓰던 간이 화장실에서 배설물을 수집했다. 배설물의 양으로 병력의 규모를 파악할 수 있다는 생각에서였다. 이런 방법으로 일본군의 병력 규모를 파악한 미군은 군대를 투입했는데, 필요 이상으로 많은 미군이 투입되었음을 나중에야 알게 되었다. 계산에 착오가 있었던 것이다. 미군은 일본군 병사 1인당 최대 배설량을 100g으로 계산했던 것인데, 사실 일본군의 1인당 배설량은 400g이었다. 이런 착오는 어디에서 생긴 것일까? 육류 대부분은 장에서 흡수되지만 섬유질은 그렇지가 않다. 이런 이유로 같은 양을 먹더라도 육류를 주로 먹는 서양인보다는 채식을 주로 하는 동양인이나 아프리카 사람들이 더 많은 똥을 누게 되는 것이다.

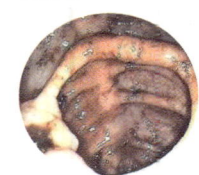

일시적으로 달라붙어 있을 뿐 숙변이 아니다

숙변의 존재를 주장하는 사람들은 숙변의 유해성에 대해서도 핏대를 세운다. 그들이 주장하는 숙변의 유해성을 보면 그야말로 눈이 휘둥그레질 정도다. 두통, 식욕 부진, 뇌출혈, 구강염, 치은염, 여드름, 기미, 부스럼, 어깨 결림, 요통, 정서 불안, 생리통, 냉증, 노화, 각종 암······. 이 정도면 가히 만병의 근원이라 해도 손색이 없을 것 같다. 존재하지도 않는 숙변을 있다고 주장하는 것도 모자라 숙변의 유해성을 거론하며 사람들에게 괜한 두려움을 심어주는 것이니 기막히고 분통 터지는 일이 아닐 수 없다.

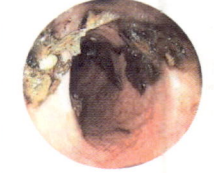
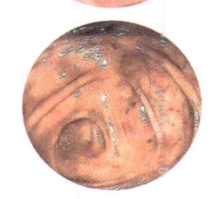

우측의 사진은 변비로 병원을 찾아온 환자의 대장 내시경 사진이다. 사진을 보면 똥 찌꺼기가 대장에 달라붙어 있는 것을 관찰할 수 있다. 아하, 저게 바로 숙변이로구나. 천만에. 아니다. 그럼? 장 세정이 제대로 되지 않아 대장이 깨끗이 비워지지 않은 것에 불과하다. 세 번째, 네 번째 사진은 대장의 시

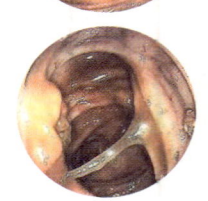
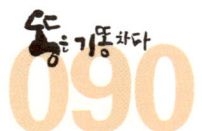

작 부위인 맹장 부위인데, 찐득찐득한 똥 찌꺼기가 대장 점막에 붙어 있는 것을 볼 수 있다. 혹시 이건 숙변? 역시 아니다. 그저 끈적끈적한 똥일 뿐이다. 사진에서 보는 것처럼 끈적끈적한 똥이나 음식물 찌꺼기가 대장벽에 일시적으로 달라붙어 있을 수는 있다. 하지만 이를 보고 숙변 운운하는 것은 지나친 억측으로밖에 달리 생각할 길이 없다.

   의료 기술이 발달하지 않았을 때는 얼마든지 숙변에 대해 갑론을박할 수 있었다. 어차피 숙변의 존재 여부를 밝히기 어려웠으니까. 하지만 지금은 대장 안을 훤히 들여다볼 수 있을 만큼 의료 기술이 발달했기에, 숙변의 존재 여부에 대해 얼마든지 결론을 내릴 수 있게 되었다. 물론 결론은 숙변은 존재하지 않는다는 것이다. 나 역시 1년이면 최소한 천 건 이상의 대장 내시경 검사를 시행하는데 아직 숙변이라곤 본 적이 없다. 허구한 날 대장 내시경으로 대장 안을 들여다보는 의사들이 하나같이 숙변은 존재하지 않는다고 증언하는데도 불구하고 굳이 숙변이 있다고 주장하는 사람들이나, 그들의 허황된 주장을 곧잘 믿는 사람들을 도무지 이해할 길이 없다.

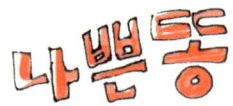

이상한 똥

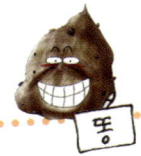

● 분변매복으로 고생하는 사람들이 주변에 널려 있음에도 불구하고 이에 대해 아는 사람들은 그리 많지 않다. 그래서 이상한 똥이라고 하는 것이다. 똥을 이야기하면서 분변매복을 이야기하지 않는다면 뭔가 구색이 맞지 않을 뿐더러 앙꼬 없는 찐빵처럼 허당이라는 생각이 든다. 분변매복을 빼놓고는 진정 똥에 대해 얘기했다 할 수 없다는 말이다.

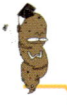 **분변매복을 기억하자**

분변매복은 똥 덩어리가 직장을 꽉 채운 탓에 직장이 팽창되어 있으면서 스스로 똥을 배출할 수 없는 상태를 말한다. 분변매복의 전형적인 증상은 식욕부진, 메스꺼움, 구토, 복통 등으로 똥이 직장을 꽉 막고 있기 때문에 나타나는 증상이다. 분변매복이 있으면 이런 증상들 외에도 기이성 설사나 대변실금도 나타날 수 있는데 이에 대해 아는 사람들은 극히 드물다.

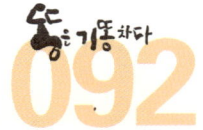

똥이 직장에 가득 고인 채 항문 밖으로 빠져나오지 못하면 똥과 같은 고형 성분은 항문 밖으로 빠져나올 수 없어도 점액 같은 분비물은 똥 사이를 비집고 밖으로 흘러나올 수 있는데 이를 '기이성 설사'라고 한다. 기이성 설사는 자기의 의지와는 상관없이 항문 밖으로 흘러나올 수 있는데 이처럼 배변이 자신의 의지로 조절되지 않는 것을 '대변실금'이라고 한다.

노인전문병원이나 요양원 등에 가보면 기저귀를 차고 생활하는 노인을 어렵잖게 목격할 수 있다. 화장실이 가지 못할 정도는 아닌 것 같은데 기저귀라니, 하며 의아해했던 사람도 많을 텐데 사실은 화장실에 가지 못해서가 아니라 대변실금 때문에 수시로 똥이 흘러나와 기저귀를 찬 경우가 대부분이다. 물론 이와 같은 대변실금의 원인은 분변매복인 경우가 많다. 나이가 들면 몸의 모든 근육이 약해지고, 근육으로 구성된 대장의 운동 역시 현저하게 저하될 수밖에 없다. 설상가상으로 노인의 활동량은 젊은이와는 비교되지 않을 정도로 적기 때문에 변비를 피하기가 쉽지 않다.

분변매복으로 인한 대변실금은 비단 노인에게 나타나는 현상만은 아니다. 어린아이들이나 심지어 중고등학생들에게서도 심심찮게 발견된다. 어린 자식이 똥을 지리는 바람에 걱정스러운 얼굴로 병원을 찾는 엄마들이 많다. 어느 부모가 되었든 오만 가지 걱정에 시달릴 수밖에 없는데, 결론부터 말하면 건강하던 아이가 갑자기 똥을 지려도 전혀 걱정할 필요가 없다. 심각한 질환으로 말미암은 대변실금이 아니라 분변매복으로 인한 대변실금인 경우가 대부분이기 때문이다. 어린

아이들은 컴퓨터 게임을 하거나 또래 아이들과 어울려 놀다 보면 똥이 마려워도 참는 경우가 많다. 이를 반복하다 보면 분변매복을 피할 수 없는데 이 때문에 기이성 설사가 생겨 팬티에 똥을 지리게 되는 것이다.

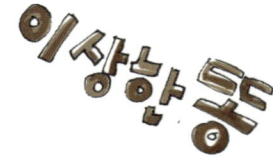

이런 현상은 수능시험을 앞둔 학생들에서도 관찰된다. 수능시험의 과도한 스트레스로 장의 기능이 떨어져 변비가 생겼다가 결국 분변매복이 되는 것이다. 한참 예민한 나이의 여학생이 기저귀를 찬 채 엄마의 손에 붙들려 의사를 찾는 경우가 더러 있다. 분변매복으로 인한 것임을 알기만 했어도 저리 걱정하지 않았을 것이고 기저귀까지 차고 다니는 불편을 감수할 이유 또한 없다는 생각을 하면 여간 안타까운 마음이 드는 게 아니다.

오른쪽 사진은 자신도 모르게 똥이 줄줄 새어나온다며 병원을 찾은 젊은 여성의 에스결장 사진으로 직장이 분변매복으로 꽉 막혀 있음을 확인할 수 있다.

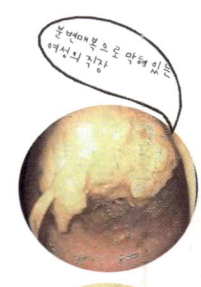

대부분의 분변매복은 관장으로 간단히 해결된다. 물론 똥이 너무 딱딱해져서 관장으로 해결되지 않는 경우도 있는데 이럴 때는 글러브를 끼고 손가락에 젤리를 묻혀 부드럽게 파내주면 된다. 그것으로 분변매복 자체나 분변매복으로 인한 대변실금을 간단히 해결할 수 있다.

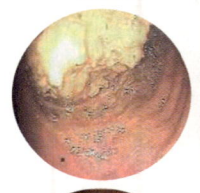

딱딱해진 똥 덩어리가 대장의 점막을 너무 오랫동안 압박하고 있을 때는 궤양이 유발되기도 하는데 이를 '숙변성 궤양(Stercoral ulcer)'이라고 한다. 숙변성 궤양이 심해지면 출혈이나 대장 천공과 같은 심각한 합병증이 초래될 수도 있다. 천공과 같은 합병증은 노인에게 흔하고 천공이 생겼어도 진단

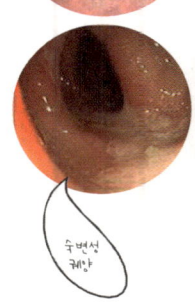

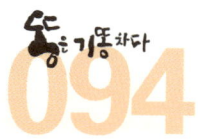

이 늦어지는 경우가 많아서 사망률 또한 매우 높다.

  분변매복을 예방하는 방법 중의 하나는 똥 마려운 느낌을 무시하지 않는 것이다. 마려우면 그때그때 화장실로 달려가 싸야 한다. 사람이든 똥이든 무시하면 화낸다. 지렁이도 밟으면 꿈틀댄다고 하지 않는가?

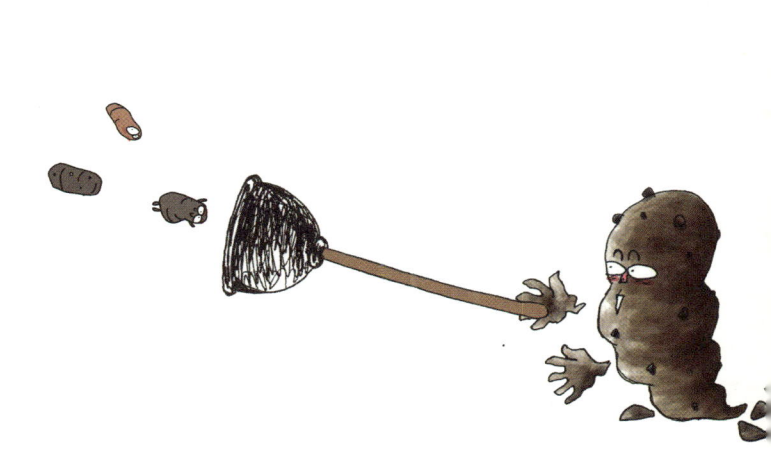

똥구멍, 네가 있어 내가 산다

외과 의사만큼 똥을 두려워하는 사람이 있을까? 찾기 어려울 것이다. 외과 의사는 똥이라면 그야말로 사색이 된다.

'똥에 대한 예찬은 늘어놓을 때는 언제고 무슨 소리야?'

하지만 똥을 예찬하는 것과 똥을 두려워하는 것은 엄연히 다른 일이다. 존경하는 이를 두려워한다고 해서 결코 모순된 것은 아니다.

대장이 파열되면 응급 수술을 할 수밖에 없는 상황이 생기기도 한다.

'배를 열고, 터진 데를 꿰매고, 다시 닫으면 그만 아니야?'

그럴 수만 있다면 오죽이나 좋을까마는 그게 말처럼 간단치가 않다. 이럴 때 대부분 외과 의사가 하는 일이란 장을 연결하는 수술은 후일로 미루고 고작해야 배 안을 깨끗이 씻고, 대장 일부분을 밖으로 끄집어내는 것이다. 그렇게 하는 이유는 뭘까? 바로 똥 때문이다. 배 안이 똥으로 오염되어 있을 때 터진 장을 아무리 그럴듯하게 연결해봐야 다시 터질 공산이 크기 때문이다. 대장 수술을 하기 전날 외과 의사가 환자에게 설사를 유도하는 약을 복용하게끔 하는 이유도 바로 이런 이유에서다. 이처럼 똥이라면 자다가도 벌떡 깰 정도로 놀라는 이들이 바로 외과 의사다.

그런데 참으로 희한한 일이 있다. 똥과 상처는 상극 중에서도 상극, 불구대천의 원수임에

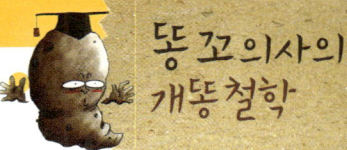

똥꼬의사의 개똥철학

도 이를 전혀 개의치 않는 놈이, 아니 개의치 않는 분이 계신다. 제목이 '똥구멍, 네가 있어 내가 산다.'니까, 똥구멍이 바로 그분임을 진즉에 눈치챘을 테고.

치질 수술을 한답시고 항문을 째고 꿰매고 나면 종국엔 흔적도 없이 말끔히 낫는다. 당연한 일 같지만 그게 그렇지가 않다. 다른 부위에 똥이 닿았다면 곪고 터지기 때문에 낫기는커녕 두고두고 말썽을 일으킬 게 뻔하기 때문이다. 하지만 어찌된 영문인지 항문에서는 그런 불상사가 일어나지 않는다. 위나 소장 등 다른 장기는 똥이라면 벌벌 떠는데, 항문은 그야말로 똥을 똥 보듯 대수롭지 않게 여긴다. 어떻게 이런 일이 가능한 것일까? 항문 주변으로 혈액 공급이 풍부한 탓도 있겠지만 혹여 다른 이유가 있는 것은 아닐까?

이를테면 '똥이 헤집고 다녀도 결국에는 거뜬히 낫고야마는 항문을 가진 존재가 바로 너희 인간이다.'라는 조물주의 메시지를 담고 있다. 별것도 아닌 일에 너무나도 쉬이 낙담하고 자포자기할 수밖에 없는 나약한 존재가 인간이기에 조물주께서 우리 인간에게 항문을 주신 건 아닌가 하는. 실패를 맛봤든, 배신을 당했든, 퇴사를 당했든, 진흙탕 속을 뒹굴든 쉬이 낙심하고 좌절할 일이 아니라는. 인간이라면 누구나 항문 하나쯤은 가지고 사는 것이 아니겠는가?

삶이 고되고 힘에 부쳐 주저앉고 싶을 때면 외과 의사인 나는 조용히 눈을 감고 항문에 집 끈힘을 주며 마음을 추스른다. 그리고는 벌떡 일어나 다시금 길을 나선다. 그래, 항문이 당하는 수난에 비하면 내가 처한 현실은 아무것도 아니다. 똥구멍, 네가 있어 내가 산다.

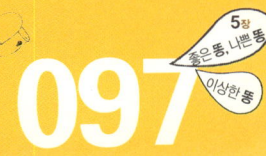

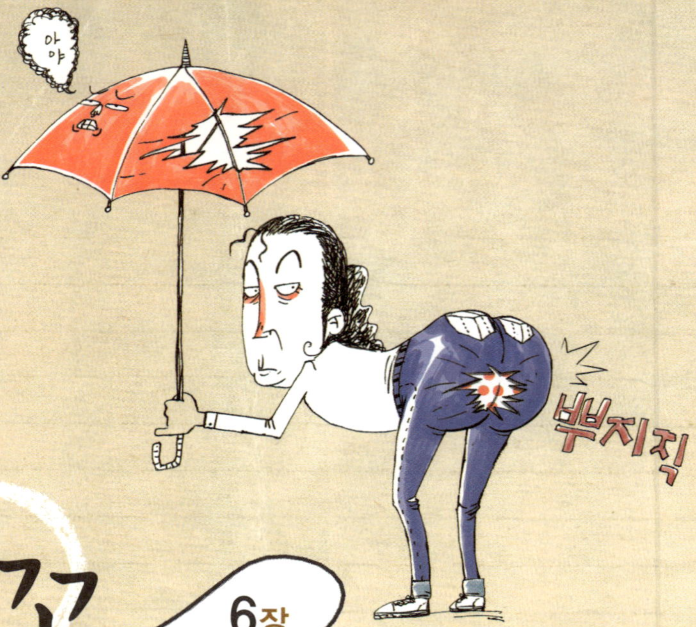

똥꼬 괴담

6장

항문 질환을 통틀어 치질(痔疾)이라 부르기에 치질을 정확한 병명이라 일컬을 수는 없다. 이는 심장에 생기는 병을 심장병이라 부르는 것이지 심장병 자체가 병명은 아닌 것과 같은 이치다. 수많은 테너 가수가 있지만 루치아노 파바로티, 플라시도 도밍고, 호세 카레라스를 테너의 '빅 3'라 일컫는다. 마찬가지다. 수많은 항문 질환이 있지만 치핵, 치열, 치루를 일컬어 치질의 '빅 3' 즉 치질의 3대 질환이라 말한다.

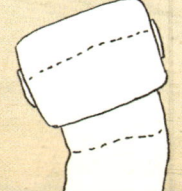

항문 질환의 마스코트, 치질

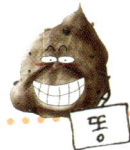

똥을 이야기하면서 똥의 출구인 항문을 건너뛸 수 없는 노릇이고 항문을 이야기하면서 치질에 관해 언급하지 않을 수는 없다.

대장이라는 고속도로의 종착점인 직장과 연결된 부분을 항문관이라 하고 항문관이 끝나는 지점이자 똥의 출구를 일컬어 항문이라 한다. 똥이 만들어지는 과정에 있어 항문이 기여하는 바는 없지만 그렇다고 해서 항문을 마냥 무시할 수만은 없다. 항문 질환이 있을 때도 배변 장애가 올 수 있기 때문이다. 아무리 정비가 잘된 고속도로라 할지라도 출구가 시원찮으면 건강한 고속도로라 하기엔 다소 무리가 있어 보인다.

항문 질환을 통틀어 치질(痔疾)이라 부르기에 치질을 정확한 병명이라 일컬을 수는 없다. 이는 심장에 생기는 병을 심장병이라 부르는 것이지 심장병 자체가 병명은 아닌 것과 같은 이치다. 수많은 테너 가수가 있지만 루치아노 파바로티, 플라시도 도밍고, 호세 카레라스를 테너의 '빅 3'라 일컫는다. 마찬가지다. 수많은 항문 질환이 있지만 치핵, 치열, 치루를 일컬어 치질의 '빅 3' 즉 치질의 3대 질환이라 말한다.

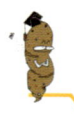 ## 치질의 역사

치질은 인류가 직립 보행을 시작하게 되면서부터 얻게 된 질병이니만큼 인류의 기원과 함께 시작된 병이라고 할 수 있다. 그렇다면 치질에 대한 기록도 남아 있겠네? 물론이다. 기원전 2250년에 기록된 바빌로니아의 함무라비 법전이나 기원전 1700년에 쓰인 이집트의 파피루스를 보면 치질의 증상이나 치료법에 대한 기록이 남아 있다. 이후 그리스나 로마, 중세, 르네상스 시대의 문서에도 치질에 관한 여러 가지 기록들이 남아 있다. 치질이 서양인만 걸리는 병이 아닌 만큼 동양에도 치질에 관한 기록이 남아 있겠네? 당연하다. 지금으로부터 약 400년 전에 쓰인 허준의 《동의보감》에도 치질에 대한 기록이 상세히 기록되어 있다. 이 외에도 약 2000여 년 전 춘추 전국 시대에 쓰인 《오십이병방》, 송나라의 《태평성혜방》, 명나라의 《고금의통대전》, 《외과정종》, 청나라의 《외과도설》, 《의종금감》, 서기 4~5세기에 쓰인 인도의 《스스르타 사미타》 등과 같은 고서에도 치질의 증상이나 치료법에 관한 구체적인 기록이 남아 있다. 이렇듯 치질은 오래전부터 인류를 괴롭혀 온 질병 중의 하나임이 틀림없다.

의학의 역사를 살펴보다 보면 반드시 갈레노스라는 인물을 만나게 된다. 그는 서기 130~200년에 로마에서 활약한 의사로 거머리를 이용해서 치질을 치료하기도 했다. 거머리라고? 아하, 치질이 피가 뭉쳐 생긴 병이니까 거머리로 하여금 피를 빨아먹게 한다는 말이지? 하지만 아무리 그렇다 하더라도 어째 영 찝찝하다. 갈레노스, 과연 믿을 만한 사람일까?

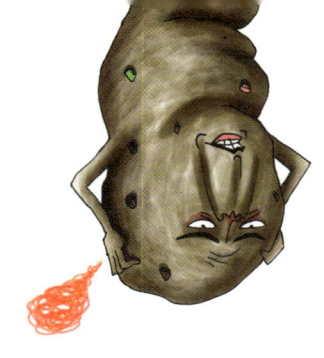

히포크라테스는 알아도 갈레노스를 아는 사람은 그리 많지 않은데, 결론부터 말하면 서양 의학에 있어 히포크라테스보다 훨씬 영향력이 컸던 인물이 바로 갈레노스다. 의학을 신학으로부터 분리시킨 이가 히포크라테스라면 갈레노스는 의학을 하나의 학문으로 집대성한 사람이다. 갈레노스는 의학뿐만 아니라 과학, 문학, 철학, 역사에도 조예가 깊어 1천 쪽짜리 책 스무 권에 해당하는 방대한 분량을 저술한 사람이기도 하다. 그는 현재까지 모든 분야를 통틀어 희랍어로 가장 많은 글을 남긴 사람이다. 또한 그는 《명상록》으로 유명한 로마의 마르쿠스 아우렐리우스 황제의 주치의이기도 했다. 갈레노스는 해부학에도 관심이 많았지만 당시에는 인체 해부가 법으로 엄격히 금지되어 있어 인간과 가장 많이 닮은 아프리카 바바리 원숭이를 이용해서 해부학적 지식을 쌓았다. 갈레노스의 해부학 및 의학적 지식은 르네상스를 거쳐 16세기까지 유지되었다. 이렇듯 1300년 동안이나 서양 의학을 실제로 지배했던 이가 바로 갈레노스란 사람이다.

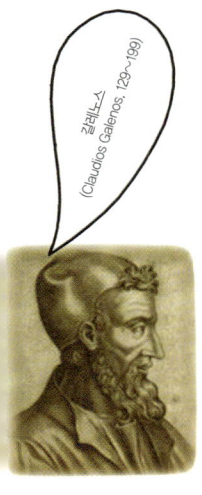

갈레노스
(Claudios Galenos, 129~199)

그런데 그토록 훌륭한 의사가 치질을 치료한답시고 거머리를 사용했단 말이야? 그럼. 거머리뿐만이 아니다. 그는 살무사의 머리, 염소 똥, 심지어 시체 조각까지 넣고 끓인 만병통치약을 만들기도 했는데 18세기까지도 매우 중요한 약으로 취급되었다.

이쯤이면 갈레노스를 존경한다는 건지, 비난한다는 건지 헷갈릴 만도 하다. 하지만 비난할 마음은 눈곱만치도 없다. 존경하고 또 존경한다. '과학'의

'과' 자도 모르던 시대에 과학적으로 질병에 접근하고, 질병으로 신음하는 이들의 고통을 덜어주고자 온갖 노력을 다 기울였던 그였기에 인류가 존재하는 한 그는 존경과 사랑을 받아 마땅하다. 존경한다 하면서 굳이 그의 치부나 오류를 들추어 내는 이유는 히포크라테스나 갈레노스 같은 대의사들 역시 인간이요, 얼마든지 그릇될 수 있음을 지적하고 싶어서이다. 선배 의사들을 신격화한다거나 그들의 치료법이 오류가 없는 절대 불변의 진리인 양 그대로 답습하는 것은 환자들을 위해서도 결코 바람직하지 않다는 생각 때문이다.

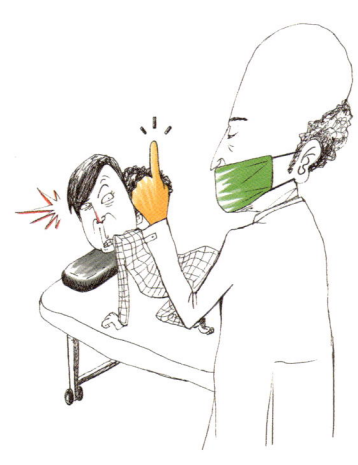

치질이라 불리는 질환, 치핵

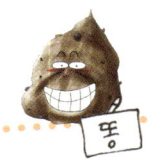

치핵이란 무엇인가?

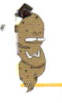

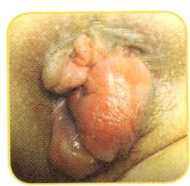

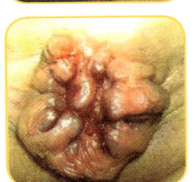

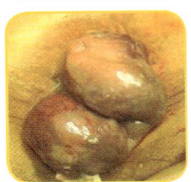

항문 안팎으로 덩어리가
생기는 병-치핵

치핵(痔核)은 일반인들이 흔히 치질로 아는 질환이다. 낱말을 살펴보면 痔는 항문병을 의미하고, 核은 씨나 알갱이 또는 씨가 있는 과일을 뜻한다. 그럼 항문에 알갱이나 과일이 생기는 병이란 뜻인가? 아무튼 항문 안팎으로 덩어리가 생기거나 뛰쳐나오는 병을 치핵이라 한다. 백문이 불여일견, 일단 한번 보자.

정확한 병명이 치질이 아닌 치핵이라는 것일 뿐 예상했던 치질과 별반 다르지 않다. 일반인들이 치질이라고 하면 떠올리는 이미지 그대로다. 물론 치핵이라고 해서 이런 종류만 있는 것은 아니다. 이에 대해서는 차차 소개하기로 하고, 우선 '치핵이란 질병이 이런 것이구나.' 하고 맛만 보기로 하자. 과일은 사과만 있는 게 아니라 배고 있고, 포도도 있듯이 항문 밖으로 튀어나오는 것이라고 해서 다 치핵인 것은 아니다.

그럼 여기서 치핵과 유사하지만 치핵과는 전혀 다른 질환에 대해서 잠깐 눈요기 좀 해볼까?

일반인이 생각하기에 '좀 심한 치핵인가 보군.' 하고 생각할 수도 있을 듯한데, 오른쪽 사진은 '치핵'이 아닌 '직장탈'이다. 겉 모습은 비슷해도 두 질환은 달라도 한참 다른 질환이다. 직장탈은 직장을 지탱하는 조직들이 약해져 직장이 항문 밖으로 탈출하는 질환이다. 아무튼 항문 밖으로 뛰쳐나온다고 해서 다 치핵이 아니라는 것만큼은 머릿속에 살짝 심어두기로 하자. 더 전문적인 것은 의사에게 맡기기로 하고.

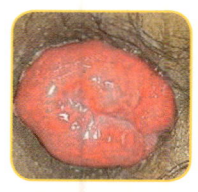
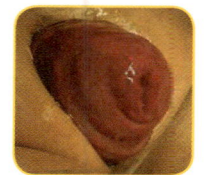

치핵과 비슷하지만 직장이 항문 밖으로 탈출된 직장탈이다

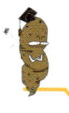

치핵의 구조

자, 그럼 본격적으로 치핵에 대해 알아볼까? 치핵은 항문 피부와 항문 안쪽의 점막 밑에 있는 혈관 조직이 늘어나 혹처럼 부풀어 오른 살덩어리를 말한다. 쉬운 말 같기도 하고 어려운 말 같기도 한데, 그럴 만도 하다.

우선 점막이 무엇인지 알아보자. 사실 의료와 관련된 기사를 보면 점막이란 말이 꽤 자주 등장한다.

대장벽은 종잇장처럼 얇다. 하지만 대장벽을 현미경으로 들여다보면 4개의 층으로 이루어져 있음을 알 수 있다. 점막은 가장 안쪽에 있는 층을 말한다. 대장 내시경을 통해 대장 안을 들여다볼 때 우리 눈에 보이는 부위가 대장의 점막이다. 위가 되었든 소장이 되었든 가장 안쪽에 있는 층을 점막이라 부름을 기억해두자.

그럼 이제 항문 안을 들여다보자.

하단의 그림은 항문 안쪽을 알기 쉽게 그린 그림으로 점막 아래에 혈관(정맥)이 그물망처럼 포진하고 있음을 볼 수 있다. 왼쪽은 평상시 힘을 주지 않고 있을 때의 모습이고, 오른쪽은 똥을 누기 위해 힘을 줄 때의 변화를 보여주는 그림이다. 점막과 혈관이 부풀어 올랐다 푹 꺼지는 것으로 둘의 차이를 확인할 수 있다. 그럼 이런 현상은 왜 생기는 것일까? 굵고 딱딱한 똥이 좁은 항문관을 티집고 밖으로 나오면 항문관을 둘러싸는 괄약근에 적지 않은 충격이 가해질 게 뻔하다. 그럼 어떻게 되지? 어떻게 되긴, 괄약근이 다치게 되고 결국 방귀나 똥을 참을 수 없게 되는 거지. 이를 막는 방법은? 충격을 완화해주면 되지. 무엇

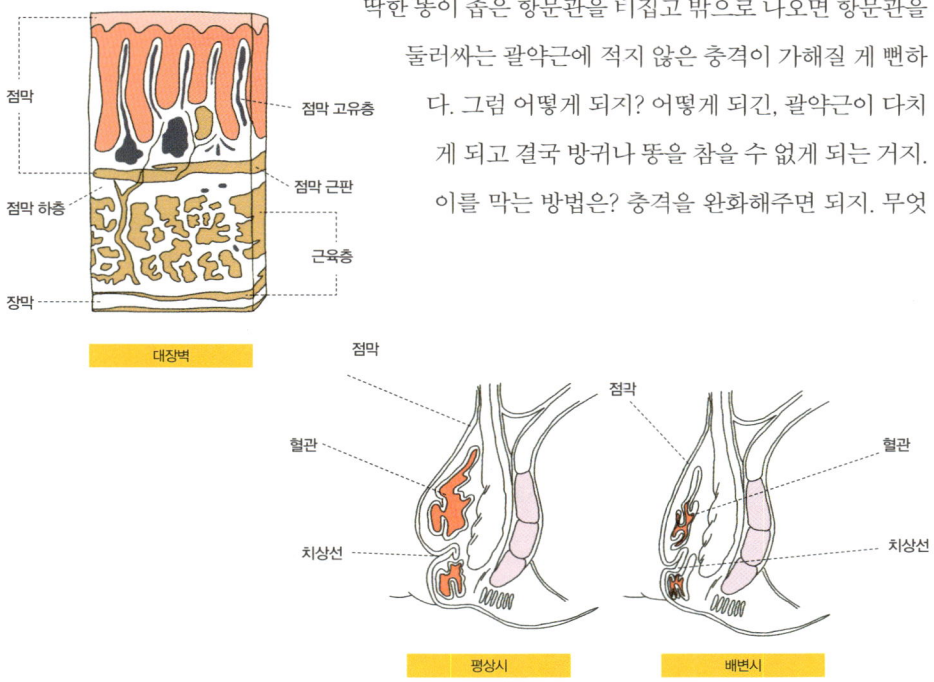

으로? 이와 같은 충격을 막아주는 장치가 바로 점막 밑의 혈관 및 이를 지지해주는 인대다. 앞의 그림에서 보는 것처럼 부풀어 올랐다 꺼졌다 하면서 충격을 완화해주는 기능을 하는데, 이들을 '항문 쿠션 조직'이라고 한다. 맨땅에 헤딩하는 것과 쿠션에 헤딩하는 것과는 다르겠지. 항문 안쪽에는 이처럼 완충 작용을 하는 쿠션 조직이 있다. 항문 안에도 이런 기막힌 과학이 숨겨져 있다니, 오묘하지 않은가? 쿠션이 비정상적으로 오랫동안 압력을 받으면, 그러니까 누군가가 허구한 날 쿠션에 헤딩하면 어떤 일이 벌어질까? 그것도 질문이라고? 쿠션이 헤지고 낡고 하다가 결국에는 망가지겠지. 빙고! 항문 쿠션 조직이 계속해서 압력을 받으면 혈관을 지탱해주는 인대가 느슨해지고 결국에는 혈관벽도 얇아지게 된다. 그뿐만 아니라 이런 상태가 오래도록 지속되면 혈관이 풍선처럼 늘어나고 인대와 항문 점막이 늘어나 혹처럼 부풀어 오르게 되는데 이처럼 항문 쿠션 조직이 비정상적으로 커진 상태를 '치핵'이라 일컫는 것이다.

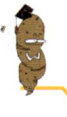

치핵은 왜 생기는가?

치핵에 대해서 해부학적으로 알고 나면 치핵이 왜 생기는지를 짐작하기란 누워서 떡 먹기다. 쿠션을 '열라' 때리는 놈이 누구인가를 알기만 하면 될 테니까.

우선은 잘못된 배변 습관에 있다. 변비가 있어 변기가 막힐 정도로 똥이 굵고 딱딱하면 쿠션에 엄청난 압력이 가해지는 거야 너무나도 당연하다. 화

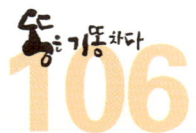

치질 신상명세서

치핵의 발병 빈도

치핵이 어떤 병인지 알아보기 전에 치핵은 얼마나 흔한 병일까 하는 궁금증이 생기지 않을 수 없다. 2007년 우리나라 사람들이 가장 많이 받은 수술은 치핵(치질) 수술이었다고 한다.

국민건강 보험공단이 2007년 12월 17일 발간한 '2007 주요 수술통계'에 의하면 2007년 건강 보험 또는 의료 급여를 적용받아 수술받은 환자는 총 131만 8천 명이었고, 이 중 26만 9천 명이 치질 수술 환자였던 것으로 집계됐다. 간단한 통계만 보더라도 치핵이 얼마나 흔한 질환인가는 짐작하고도 남는다.

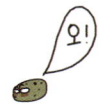

미치도록 싸고 싶었다

장실에 들어가기만 하면 오만상을 찌푸리며 한바탕 전쟁을 치르는 이가 있다면 치핵이 생기는 것을 피하기는 어렵겠지. 빙고! 그렇다면 설사는 어떨까? 물론 괜찮겠지? 이번에는 틀렸다. 지속적으로 설사하는 경우에도 항문 쿠션 조직은 망가진다. 똥이 항문 쪽으로 내려오면 압력을 낮추기 위해 괄약근이 슬슬 몸을 풀기 시작한다. 하지만 설사인 경우에는 미처 괄약근이 준비하기도 전에 똥이 항문 쪽으로 내려오게 된다. 항문 내의 압력이 미처 떨어지기도 전에 일이 발생한다는 얘기다. 미처 준비를 하지 않았으니 충격도 크겠지. 이는 마음의 준비를 하고 한 대 얻어맞는 것과 준비도 안 된 상태에서 느닷없이 한 방 얻어맞는 것과는 충격이 다른 것과 같은 이치다.

　또 뭐가 있을까? 혹시 임신과 분만? 빙고! 임신을 하게 되면 태아를 보호하기 위해 많은 양의 혈액이 자궁이 있는 골반 쪽으로 쏠리게 된다. 그것까지는 좋은데 자궁이 커지면서 혈관을 압박한다는 게 문제다. 혈액량은 많아지는데 혈관이 좁아지면? 그거야 혈관이 늘어나겠지 뭐. 쿠션의 일부인 혈관이 막혀 확장되면 치핵이 생기기 쉽다는 거야 불 보듯 뻔한 일이다. 이뿐만이 아니다. 커진 자궁은 혈관만 누르는 게 아니라 대장도 압박하게 되는데 이렇게 되면 변비가 생기는 건 자명한 이치고 이는 다시 치핵을 유발하거나 악화시키는 요인이 된다. 이런 이유로 치핵은 남성보다는 여성에게 더 많은 것이다.

　또 무엇이 있을까? 오래 앉아 있거나 서 있는 시간이 많으면 아무래도 혈액이 심장으로 되돌아가기가 쉽지 않겠지? 빙고! 이런 이유로 오랫동안 앉아서 일하는 운전기사에게 치핵이 많다. 인간이 만물의 영장이 될 수 있었던 이유는 직립 보행을 함으로써 손을 사용할 수 있게 되었기 때문이다. 하지만

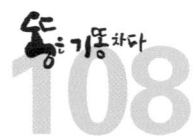

서거나 앉아서 생활할 경우, 발이나 항문 쪽의 혈관이 저만치 위에 있는 심장 쪽으로 이동하자면 적지 않은 부담이 되는 게 사실이고 바로 이런 이유로 인간은 치핵이라는 사소한 질병을 앓게 될 수밖에 없게 된 것이다. 그러고 보면 백 퍼센트 이익만 되는 일이란 없는지도 모르겠다. 얻는 게 있으면 잃는 게 있고, 잃는 게 있으면 얻는 것도 있는 것이 인생살이인가 보다.

술은? 술은 혈관을 확장시키는 기능이 있기 때문에 치핵을 유발하거나 악화시킬 수 있다. 실제로 많은 남성의 경우 술만 마시면 치핵이 도져 피를 쏟는 경우가 허다하다.

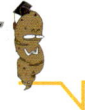

치핵의 종류

치핵의 원인이 무엇인지 간략히 살펴봤다. 그럼 이제 치핵의 종류에 대해 알아보자. 치핵은 크게 내치핵과 외치핵으로 구분되는데, 항문 안쪽에 있는 치상선 위쪽에 생긴 치핵을 내치핵이라 하고 치상선 아래쪽에 생긴 치핵을 외치핵이라 한다. 엥, 치상선이라니? 우선 치상선이 뭔지 알아보자.

다음 그림에서 화살표가 가리키는 구조물이 치상선(齒狀線)으로 치아와 같은 모양을 하고 있다 하여 붙여진 이름이다. 처음부터 사람의 대장이 항문과 하나로 연결된 것은 아니다. 태아가 만들어지는 과정 중에 항문 쪽으로 내려오던 대장은 엉덩이 쪽의 살이 움푹 파고들어가 생긴 항문관과 하나로 합쳐지게 되는데 이렇게 합쳐진 흔적이 바로 치상선인 것이다. 치상선을 경계로 신경 분포가 갈리는데 치상선 위쪽은 자율 신경이, 치상선 아래쪽은 척

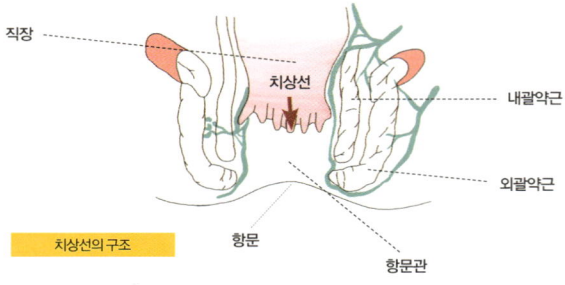

수 신경이 지배한다. 자율 신경은 촉각, 통각, 온각에 둔하지만, 지각 신경은 촉각, 온각, 둔각에 예민하다. 아하! 그런 이유로 내치핵이 생겨도 통증을 느끼지 못하는 것이로구나. 빙고! 진찰 결과 의사가 환자에게 '내치핵이 있습니다.'라고 말하면 대부분의 환자는 '전혀 아프지 않은데요? 그래도 치핵인가요?'라며 의아한 표정을 짓는다. 이참에 알아두자. 치상선을 경계로 신경 분포가 다르기 때문에 치상선 위쪽에 생기는 내치핵의 경우 통증이 없다는 것을.

 치핵은 1도 치핵부터 4도 치핵까지 있다. 1도 치핵은 똥을 눌 때 피만 날 뿐 다른 증상은 일절 없는 경우를 말한다. 2도 치핵은 똥을 눌 때 치핵 덩어리가 항문 밖으로 밀려나왔다가 저절로 들어가는 경우를 일컫는다. 3도 치핵은 항문 밖으로 밀려나온 치핵 덩어리가 저절로 들어가지는 않고 손으로 밀어 넣어야만 들어가는 경우를 일컫는다. 4도 치핵은 치핵 덩어리가 항상 항문 밖으로 나와 있으면서 어떤 방법으로도 항문 안으로 들어가지 않는 경우를 말하는데 의사들은 이런 상태를 항문에 꽃이 활짝 핀 것 같다 하여 '해바라기'라고 부르기도 한다.

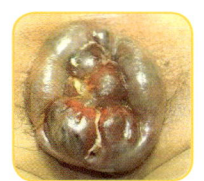

감돈성 치핵 - 꽃이 활짝 핀 것 같다 하여 해바라기라 부른다

왼쪽은 감돈성 치핵 환자의 사진이다. 항문 밖으로 빠져나온 내치핵이 항문 안으로 들어가지 못하고 계속 밖에 남아 있게 되면 혈액 순환이 안 돼 퉁퉁 붓게 되고 지독한 통증을 유발하게 되는데 이를 '감돈성 치핵'이라 일컫는다. 별로 아름답지도 않은 사진을 굳이 소개하는 이유는 의외로 이런 상태로 병원을 찾는 환자가 많기 때문이다. 이런 상태에 빠지기 전까지 치핵은 들락날락했고 손으로 밀어 넣으면 쉽게 들어갔기 때문에 대부분의 환자는 이번에도 그렇겠거니 생각하고는 열심히 좌욕이다 뭐다 하며 집어넣는 노력을 많이 하게 된다. 하지만 결과는 치핵을 악화시키고 지독한 통증만 유발할 뿐이다. 내치핵이 밖으로 빠져나와 퉁퉁 부어 있으면 어떤 방법으로도 치핵을 원상태로 되돌릴 수 없다. 병원을 찾는 게 상책이란 얘기다. 괜히 건드려봐야 가뜩이나 성이 난 놈, 더 성만 나게 할 뿐이다.

치핵을 분류해놓은 것을 보며 '아하, 도수가 높을수록 심한 상태로군. 나는 피만 나니까 1도 치핵, 그렇다면 안심해도 되겠네.'라고 생각할 사람도 많지 싶다. 천만에. 3~4도 치핵보다 1~2도 치핵이 훨씬 위험할 수 있다. 3~4도 치핵의 경우, 들락날락하는 치핵 덩어리 탓에 불편감이나 통증 등이 유발되고 무엇보다도 환자 스스로 확인이 가능하기 때문에 어찌 되었든 병원을 찾을 수밖에 없다. 하지만 1~2도 치핵의 경우 가끔 출혈만 보일 뿐 전혀 다른 증상이 없어 가벼운 치핵이겠거니 지레짐작하고는 차일피일 병원에 가는 것을 미루기 쉽다. 바로 이게 문제다. 여기에 엄청난 위험이 도사리고 있다. 항문 출혈의 가장 흔한 원인이 치핵인 것만큼은 틀림없는 사실이지만 그렇다고 항문 출혈의 원인을 백 퍼센트 치핵으로 단정 지을 수는 없기 때문이다. 직장암이 있을 때도 얼마든지 치핵마냥 선홍색 피가 똥에 묻어나올 수 있다. 이런 이유로 도수가 높다고 해서 더 골치 아프거나 위험한 치핵이라 말할 수 없으며 굳이 치핵의 도수를 나눌 필요성 또한 없다. 치핵이 무슨 소고기도 아니고 등급은 무슨 얼어 죽을. 들락날락하는 치핵 덩어리가 있든, 이따금 항문에서 피가 나든 간에 우선은 병원을 찾을 일이다.

치상선 아래쪽에 생기는 치핵을 외치핵이라 했는데 외치핵 중 가장 흔한 것은 혈전성 외치핵이다. 혈전성 외치핵은 말 그대로 항문에 핏덩이가 생겨 콩알처럼 부풀어 오르는 치핵을 말한다. 외양은 푸르스름한 빛깔을 띤 경우가 많으며 만져보면 콩알처럼 딱딱하다. 약간의 통증과 불편감만 있을 뿐 그다지 심각한 증상은 없는 경우가 대부분이다. 혈전성 외치핵은 서서히 생기는 것이 아니라 갑작스레 생기는 경우가 많다. 차가운 바닥에 오래 앉아 있거나 갑작스레 항문에 힘을 줄 때 혈액 순환에 장애가 생겨 혈액이 콩알처럼 응어리져 발생하게 되는 경우가 그 예이다. 이런 이유로 남자들은 상가에 다녀온 다음 날 잘 생긴다. 밤새도록 차가운 바닥에 앉아 술을 마시며 고스톱을 치다 보면 항문 부위의 혈액 순환에 장애가 생기기 쉽다는 것쯤은 어렵잖게 짐작할 수 있을 듯하다.

혈전성 외치핵을 가지고 혹여 항문암은 아니냐며 한걱정하는 이들을 이따금 경험하게 된다. 이른 아침부터 허겁지겁 병원으로 달려와서는 밤새 한숨도 못 잤다며 걱정을 늘어놓고, 얼굴엔 당장에라도 울음을 터뜨릴 듯 수심이 가득하다. 상상력이 이만저만한 게 아니다. 혈전성 외치핵은 그야말로 쥐뿔도 아닌 치핵이다. 그저 혈액이 뭉친 것이기에 심각한 병도 아니거니와 치

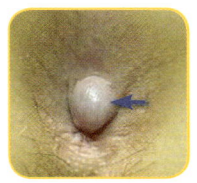
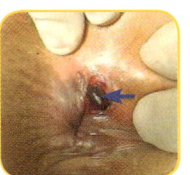

혈전성 외치핵-치료도 간단하고 예후도 좋다

료 역시 너무나도 간단하다. 어디 한번 볼까?

왼쪽 사진에서 보이는 것이 혈전성 외치핵이다. 이미 설명한 그대로이다. 두번째 사진은 피부를 약간 절개했을 때 보이는 혈전을 가리킨다. 바로 이 혈전을 들어내기만 하면 치료 끝. 수술 시간은 채 5분도 걸리지 않을 뿐더러 수술 후 병원을 들락거리며 치료를 받을 이유 또한 없다. 이렇듯 쥐뿔도 아닌 치핵이 바로 혈전성 외치핵이란 병이다. 이제 아무것도 아닌 것을 가지고 쓸데없는 걱정하며 잠 못 이루는 일은 없도록 하자.

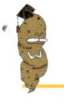 ## 치질을 부끄러워 말라

부위가 부위인만큼 치핵이 있어도 선뜻 병원을 찾기란 쉬운 일이 아니다. 여성의 경우엔 더더욱 그렇다. 여기서 머리도 식힐 겸 문제 하나 풀어보자. 치핵이 있어 병원을 찾은 여자 환자의 반응을 보고 환자의 나이를 가늠해보는 문제다. 누가 20대이고, 누가 40대, 60대 여성인지를 짐작해 보시길. 진찰대로 올라가 모로 누워 바지를 약간만 내리라는 의사의 질문에 세 여성이 다음과 같이 반응한다.

여성 1 : (비교적 덤덤한 표정으로) "좀 그러네요."
여성 2 : (전혀 부끄러워하는 기색없이) "자세히 봐주세요."
여성 3 : (진찰받기를 굉장히 꺼리며) "민망해서……."

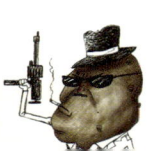

누가 20대 여성일까? 여성 1? 여성 3? 아니다. 여성 2가 20대다. 설마? 사실이 그렇다. 여성 1과 같은 반응은 40대 아줌마에게서, 여성 3과 같은 반응은 할머니에게서 흔히 관찰되는 반응이다. 언뜻 생각하기에 20대는 여성 3과 같은 반응을 보일 것만 같다. 하지만 아니다. 그리고 보면 세상 참 많이 변했다. 요즘 젊은 여성들, 뻔뻔할 정도로 당당해서 좋다. '병을 고치자는 것인데 부끄러워할 이유가 뭐가 있어요?'라고 말하는 듯한 그녀들의 태도, 백 번 옳은 일이다. 이렇듯 당당한 20대가 있는 한 대한민국의 미래는 탄탄하고 건강하지 않을까, 조심스레 전망해본다. 병은 숨기지 말고 자랑하라고 했다. 이왕에 의사에게 몸을 맡길 거라면 주저 없이 엉덩이도 드러내 보일 수 있는 사람이 많은 나라가 되었으면 하는 바람이다.

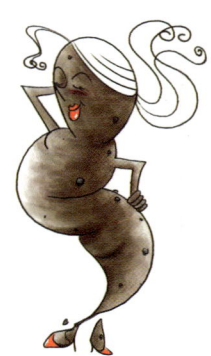

똥꾸멍이 찢어진다, 치열

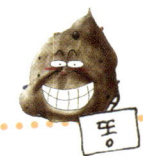

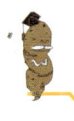 **왜 찢어지는가?**

치열은 말 그대로 항문이 찢어지는 항문 질환이다. 치열의 치(痔)는 항문병을 가리키고 열(裂)은 찢어진다는 뜻이다. 병명만 봐도 어떤 병인지 쉬이 짐작할 수 있다. 무리한 힘이 가해지면 항문은 찢어지는데, 단연 굵고 딱딱한 똥이 치열의 주범이다. 치열의 주 증상은 선홍색 출혈과 통증이다. 보통 출혈의 양은 많지 않으며 똥을 누고 화장지로 닦을 때 화장지에 피가 묻는 정도인 경우가 많다. 똥을 눌 때 따끔한 정도부터 시작해서 식은땀을 흘릴 정도로 견디기 어려운 통증까지 다양하다.

통증의 정도는 왜 이토록 천차만별일까?

● 급성 치열

굵고 딱딱한 똥을 눌 때 항문이 찢어지는 경험은 누구라도 한 번쯤은 경험했을 것이다. 이처럼 갑작스레 항문이 찢어지는 경우를 '급성 치열'이라 일컫는데, 이때는 그저 따끔한 정도의 통증만 느끼는 경우가 대부분이다. 물론 갑작스레 생긴 병변이기 때문에 특별한 치료 없이도 저절로 낫는 경우가 많다. 하지만 치열이 만성화될 경우에는 문제가 사뭇 다르다.

● **만성 치열**

오른쪽 사진은 만성 치열 환자의 사진으로 가만히 들여다보면 항문이 단순히 찢어진 게 아님을 알 수 있다. 그렇다. 만성 치열의 경우에는 사진에서 보는 것처럼 살점이 움푹 파여 나가 궤양이 만들어진다. 이렇듯 살벌한 궤양이 형성되는 것이니 얼마나 아프겠는가? 가만히 있어도 쓰리고 아플 텐데 항문이란 곳이 그렇듯 조용하기만 한 곳인가? 똥을 누자면 항문이 쫙 벌어져야 하는데 이렇듯 상처가 깊으니 그 통증이 어느 정도인가는 쉬 짐작하고도 남음이다. 심한 통증이다 보니 환자는 자연스레 화장실 가기를 꺼릴 수밖에 없는데 이는 변비까지 조장시켜 그야말로 상황은 더 악화된다. 만성 치열 환자가 가장 두려워하는 장소는 화장실이다. 걱정, 근심을 푸는 곳이라 해서 화장실을 해우소(解憂所)라 부르기도 하지만 만성 치열 환자에게 그런 말을 했다가는 한 대 얻어맞기 십상이다.

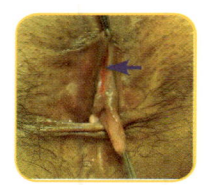

만성 치열 환자의 항문

항문이 가장 찢어지기 쉬운 부위는 항문의 후방(6시 방향)이고 다음으로 잘 찢어지는 곳은 항문의 전방(12시 방형)이다. 이는 두 곳이 똥을 눌 때 압력을 가장 많이 받는 부위이기도 하거니와 혈액 순환이 가장

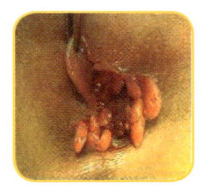

크론병으로 인해 치열이 생긴 경우

취약한 부분이기 때문이기도 하다.

치열은 항문의 측방 (3시, 9시 방향)에서 생기기도 하는데, 이럴 때는 다른 질환의 유무를 확인해야만 한다. 크론병, 궤양성 대장염, 결핵 등과 같은 병이 있어 치열이 생길 경우에는 항문의 전후방이 아닌 측면에 잘 생기기 때문이다. 좌측 사진은 크론병으로 인해 치열이 생긴 경우로 치열이 다발성이고 범위 또한 넓을 뿐만 아니라 깊은 것을 볼 수 있다. 이처럼 다른 병이 있어 치열이 생긴 경우에는 반드시 원인이 되는 병을 치료해야만 치열이 완치될 수 있다. 원인이 되는 병을 그대로 방치한 채 치열만 치료하려 들다가는 낫는 것은 고사하고 이래저래 고생만 할 뿐이다.

치열 환자가 호소하는 증상은 출혈과 통증만 있는 것은 아니다. 환자 대부분은 통증과 함께 항문에서 뭔가 만져지는 경우가 많기 때문에 나름대로 치핵이라고 추측하고 병원을 찾는 경우가 많다.

아래의 그림과 사진에서 보는 것처럼 치열이 만성화될 경우 궤양은 더욱 깊어지고 항문 안쪽의 유두는 비대하게 된다. 항문 쪽의 피부 또한 늘어나게 되는데, 일반인들의 경우 늘어난 피부를 치핵으로 오인하는 경우가 많다.

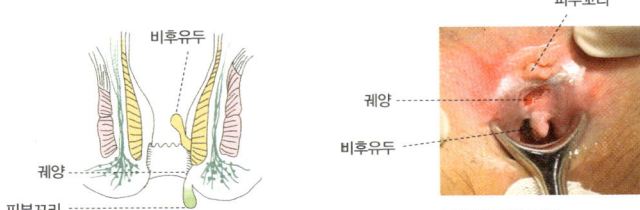

치열이 만성화 된 경우

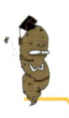 **통증은 메가톤급**

만성 치열은 종국에는 변비를 초래하게 된다. 극심한 통증으로 인해 똥 누기를 두려워하다 보면 자연스레 먹는 것을 줄이게 되기 때문이다. 변비가 생기면 똥 누기는 더욱 어려워지고, 굵고 딱딱한 똥은 궤양을 더욱 악화시켜 통증은 날이 갈수록 증가하게 된다. 하지만 이렇게 고생할 이유가 없다. 왜냐고? 치열 수술은 비교적 간단한 수술이기 때문이다. 입원 기간도 1~2일 정도면 충분하다. 수술을 받겠다는 용단만 내리고 병원에 1~2일만 입원해 있으면 이후로는 휘파람을 불며 화장실에 다녀올 수 있다. 이렇듯 간단히 해결될 일을 가지고 왜 지금까지 그런 쓸데없는 고생을 했나, 자책하는 환자들이 부지기수다.

치열의 병변은 채 1센티미터도 되지 않지만 통증만큼은 메가톤급이다. 작은 병변이라고 얕보거나 우습게 봤다가는 엄청난 대가를 치르게 된다. 따끔한 정도의 통증만 유발하던 급성 치열이 이렇듯 무시무시한 만성 치열로 발전하는 과정은 우리네 삶과 많이 닮았다. 무슨 소리냐고? 세상사 모든 일이 알고 보면 지극히 사소한 것으로부터 시작되는 경우가 많기에 하는 말이다. 부부 싸움만 해도 사소한 일로부터 시작되는 경우가 대부분이다. 아내가 미용실에 다녀왔는데도 남편이 일언반구 없으면 그게 빌미가 되어 결국 엄청난 부부 싸움으로 번지는 경우가 얼마나 많은가? 친구나 동료 사이에서 일어나는 불화의 원인도 따지고 보면 별것도 아닌 일이 불씨가 되었음을 깨닫게 되는 경우 또한 비일비재하다. 경천동지할 만한 사건이나 거창한 일보다는 지극히 사소하고 미미한 사건이 단초가 되어 사랑이나 우정이라는 귀중한 그릇에 금이 가기 시작하고 결국에는 산산조각 나는 경우를 우리는 주변에서 어렵잖게 목격할 수 있다. 치열은 귀찮은 항문병임이 틀림없지만 사소하고 미미한 것의 소중함과 위대함을 일깨워주는 우리의 스승인지도 모르겠다.

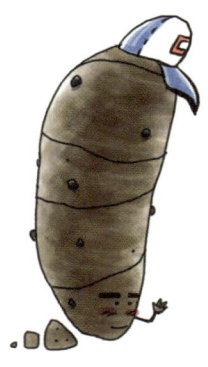

항문 주위 고름이 심해질 때, 치루

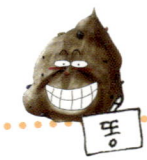

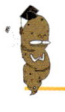 **치루란 무엇인가?**

치루(痔瘻)는 어떤 병일까? 글자만 분석해보더라도 어느 정도 감을 잡을 수는 있다. 치(痔)는 항문병을 가리키고 루(瘻)는 부스럼을 가리키는 말이니까, 결국 항문에 부스럼이 생기는 병? 틀렸다고는 할 수 없지만 그렇다고 정확한 표현이라고 할 수도 없다. 자, 그럼 치루라는 병에 대해 알아보도록 하자.

치루가 어떤 병인지 이해하자면 약간의 해부학적 지식이 필요하다. 치핵을 설명하면서 살펴본 치상선 부근에는 움푹 파인 부분이 있는데 웅덩이 같다 하여 이 부분을 '항문음와(肛門陰窩)' 또는 '항문소와(肛門小窩)'라 부른다. 각각의 웅덩이는 그림과 같이 도관을 통해 항문샘과 연결되어 있다. 그림에서 보는 것과 같이 항문의 내괄약근과 외괄약근 사이에 있는 항문샘에 염증이 생겨 항문 밖으로 구멍이 나는 항문병을 치루라 일컫는다. 항문샘은

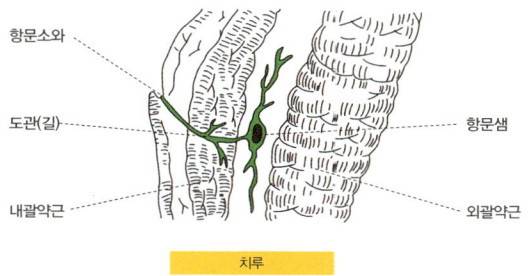

치루

미끈미끈한 점액을 분비해서 똥이 부드럽게 나올 수 있게끔 해주는 역할을 하며 사람마다 차이는 있으나 보통 4~16개 정도 존재한다.

   치루가 뭔지 환자에게 설명해주면 대부분 환자는 자신이 무얼 잘못해서 항문샘에 염증이 생겼느냐고 묻는다. 글쎄? 정확한 원인은 모르기 때문에 자책할 필요는 없다. 왜 어떤 사람은 치루가 생기고 어떤 사람은 치루가 생기지 않는 것인지 의사로서도 알 길이 없다. 나는 치루를 앓은 적이 없는데 그 이유가 치루가 생기지 않게끔 평소 항문 관리에 신경을 쓰기 때문은 아니다. 누가 되었든 치루는 생길 수 있고 치루가 생기면 치료받으면 그만이지 치루가 생기지 않게끔 신경 쓰고 노력할 것까지야 없다는 게 내 생각이다.

항문 주위 농양

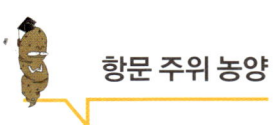

항문샘에 염증이 생기자마자 바로 치루가 만들어지는 것일까? 그렇지 않다. 우선은 항문 안이나 바깥쪽에 고름집이 생기는데, 이를 '항문 주위 농양'이라 일컫는다.

    항문 주위 농양은 병명 그대로 몸 안에 고름이 잡히는 것이니만큼 통증도 심하고 환자는 감기에 걸린 것처럼 열감을 느끼거나 고열에 시달리게 된다. 사진에서 보는 것처럼 고름 주머니만 터뜨려주면 언제 그런 일이 있었느냐는 듯 거짓말처럼 통증이나 열이 사라지게 된다.

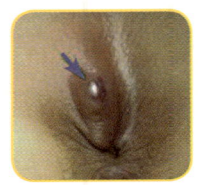

항문 주위 농양

    항문 주위 농양이 항문 바깥에 생길 경우에는 심한 통증이 동반된다. 앉는 것은 고사하고 걷는 것조차 힘들어 허리를 굽힌 채 어기적거리며 간신히 발걸음을 떼어놓는 경우가 대부분이다. 하지만 농양(고름)이 항문 안쪽 그러니까 직장에 생길 경우, 환자는 항문 주변이 약간 뻐근하면서 열이 날 뿐 그다지 큰 고통은 느끼지 못하는 경우가 많다. 이렇다 보니 환자는 자신이 감기 몸살에 걸린 줄로만 알고 감기약만 열심히 복용하는 경우가 허다하다. 이제부터라도 항문 주변이 뻐근하면서 열감이나 오한이 있을 경우 혹여 항문 주위 농양이 생긴 것은 아닌가 의심해보길.

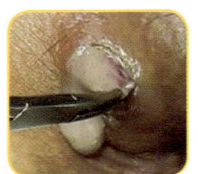

고름 주머니만 터뜨려주면 통증이 사라진다

    항문 주위 농양은 터뜨려주기만 하면 간단히 낫는 병이다. 절개해서 고름만 빼줘도 통증이나 열감이 감쪽같이 사라지고 평소와 다름없는 생활을 할 수 있다. 하지만 절개해서 고름을 빼주기만 하면 그것으로 백 퍼센트 병이 낫는 것은 아니라는 사실을 알아둘 필요가 있다. 절개해서 고름을 제거할 경우, 일부분의 환자만 완치되지 대부분 환자는 나중에 치루라는 병을 앓게 된다.

    '뭐야? 그럼 나중에 수술을 한 번 더 받아야 된다는 얘기야? 왜 한 번의 수술로 완치시키지 못하는 거지?'

이미 설명한 대로 항문 주위 농양은 항문 안쪽에 있는 항문샘에 염증이 생겨 발생하게 되는 병이다. 따라서 병의 시발점인 항문샘을 제거하지 않고서는 백 퍼센트 완벽한 치료를 했다고 할 수 없다. 안타깝게도 항문 주위 농양의 단계에서는 4~16개의 항문샘 중 어느 항문샘이 문제를 일으키는가 알 길이 없다. 이런 이유로 근본적인 치료가 불가능한 것이다. 항문 주위 농양으로 수술을 받은 환자의 대부분은 수개월 후에 항문 주변으로 뾰루지 같은 게 생겨 다시 병원을 찾게 되는데 바로 이런 상태를 치루라 일컫는다.

항문 주위 농양을 수술하고 일정한 시간이 지나면 대부분 치루로 발전한다고 하는데, 그럼 환자가 그 사실을 어떻게 알 수 있을까?

걱정할 것 없다. 치루가 생기면 누구라도 뭔가 이상이 생겼다는 것쯤은 알게 될 테니까. 좌측 사진에서 보는 것처럼 치루가 생기면 항문 주변으로 뾰루지와 유사한 구조물이 나타난다. 뾰루지처럼 보일 뿐이지 사실은 항문 안쪽의 항문샘에서 시작된 염증이 샛길을 만들어 항문 밖으로 터져 나온 출구인데 이를 보통 치루의 외공이라 부른다. 이 뾰루지의 특징은 곪았다가 낫다가를 반복한다는 것인데, 그다지 큰 통증을 동반하는 것은 아니기에 바쁜 일상에 쫓기는 환자는 그러려니 하고 대수롭지 않게 여기는 경향이 많다. 술을 마셔서 염증이 생기면 통증이 유발되지만 치루의 외공이 터지면 속옷만 지저분해질 뿐 이내 통증은 사라지게 된다. 이런 과정이 반복되다 보니 환자로선 차일피일 병원에 가는 것을 미루기도 한다.

치루는 한 군데만 생기는 것이 아니라 항문을 빙 둘러가며 여러 군

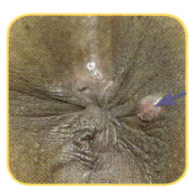
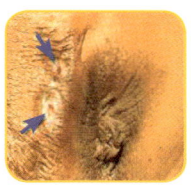

치루 환자의 항문

데에서 생길 수 있는데, 이와 같은 다발성 치루의 경우에는 수술도 어렵고 단발성 치루보다 완치율도 낮다.

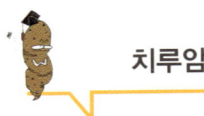

치루암

뾰루지나 부스럼을 치루와 구분하는 좋은 방법은 없을까? 치루의 경우에는 뾰루지가 항문샘과 연결되어 있기 때문에 오른쪽 사진과 같이 뾰루지와 항문 사이를 손가락으로 눌러보면 딱딱한 길이 나있는 것을 알 수 있다. 샤워할 때 손가락에 비누칠을 해서 항문을 만져보면 보다 확실하게 치루관을 확인할 수 있다.

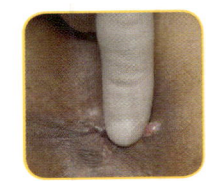

부스럼과 치루를 구분하는 법

치루는 치핵이나 치열보다는 드물게 발생하지만 주의를 요하는 항문 질환이다. 왜일까? 치루는 치핵이나 치열과는 달리 오래 방치할 경우 치루암으로도 발전할 수 있기 때문이다. 치루암은 다른 암에 비해 예후가 좋지 않을 뿐더러 일단 치루암으로 발전하고 나면 어떤 방법으로도 항문을 살릴 길이 없다. 평생 배 밖으로 빼놓은 인공 항문을 통해 똥을 눌 수밖에 없으니 그 불편함이나 고통을 어찌 말로 다 할 수 있겠는가? 치루를 오래 방치할 경우에는 암뿐만 아니라 기존의 치루가 새끼를 쳐 여러 개의 치루가 만들어질 수 있다. 이렇게 될 경우 치료가 어려운 것은 말할 것도 없고 괄약근이 손상될 위험성도 그만큼 커질 수밖에 없다. 또한 치루는 자연 치유나 약물치료가 불가능하다. 약이나 좌욕으로 대충 때

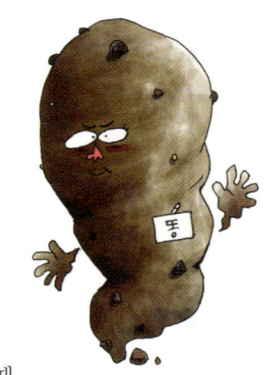

우면 나을 수도 있겠지 하고 요행을 바라는 것은 치루에게는 씨도 먹히지 않는다. 무슨 얘긴가? 일단 치루가 발견되면 서둘러 수술을 받는 것 이외는 달리 뾰족한 수가 없다는 얘기다.

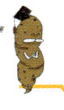 **어린아이에게도 발병된다**

어린아이에게 치핵이 생기는 경우는 극히 드물지만 안타깝게도 치루는 그렇지가 않다. 치루는 생후 몇 개월 지나지 않은 아이들에게서도 얼마든지 발생할 수 있다. 치핵이나 치열에 비해 치루가 더 골치 아픈 병이라고 너나없이 알고 있는데, 혹여 우리 아이에게 치루가 생긴다면……. 수술을 받자면 어른도 만만찮다는데 하물며 태어난 지 얼마 되지도 않은 어린것이 수술을 받자면……. 생각만으로도 가슴이 무너져 내릴 것만 같은 부모들이 많을 듯하다. 하지만 그렇게 한숨지으며 낙망할 것까지는 없다. 왜냐하면 어린아이들에게 생기는 치루는 비교적 단순하고 치료 또한 쉽기 때문이다. 유아 치루는 성인에게 생기는 치루와는 사뭇 다른데, 그 특징을 열거하면 다음과 같다. 우선 유아 치루는 생후 1년 이내의 남자아이에게 많으며 치루의 위치 역시 어른과는 달리 항문의 측방에 잘 생긴다.

어른에게 생기는 치루는 치루관의 주행 경로가 복잡하여 치료가 어려운 경우도 많지만 유아 치루의 경우 치루관의 즈행 방향이 단순해 그만큼 치료가 간단하다. 그뿐만 아니라 병변의 위치가 깊지 않고 바로 피부 밑에 있는 경우가 많기 때문에 비교적 힘들이지 않고 쉽게 치료할 수 있으며 어른과 달리 자연 치유되는 일도 종종 있다.

  다음은 생후 3개월 된 남자아이의 '똥꼬' 사진으로 항문 주위 농양과 치루가 동시에 발생한 경우다. 눈에 넣어도 아프지 않을 아이에게 병이 생긴 거야 안타까운 일이지만 그렇더라도 너무 슬퍼하거나 두려워할 필요까지는 없다. 치료는 너무나도 간단하고 어른과 달리 재발 없이 잘 낫는 경향이 많으니까. 두 번째 사진처럼 농양은 터뜨려주면 그만이다. 세 번째 사진은 치루를 치료하기 위해 수술하는 사진인데, 한눈에도 간단해 보인다. 어른의 치루 수술은 복잡하지만, 유아 치루는 병변이 깊지 않기 때문에 그저 치루관을 절개만 해주면 그것으로 치료 끝이다. 태어난 지 얼마 되지 않은 아이의 '똥꼬'에서 치루나 농양을 발견하더라도 엄마들이여, 당황하지 마시라. 말만 치루일 뿐 이미 설명한 대로 유아 치루는 지극히 간단한 병이니만큼 편안한 마음으로 병원에 다녀오면 된다.

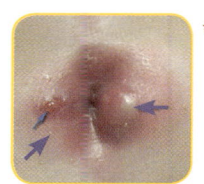
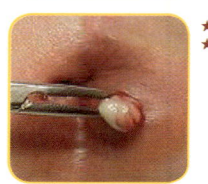
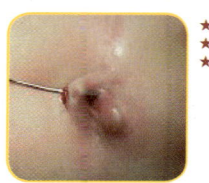

★어린아이의 농양 및 치루
★★농양은 터뜨려주면 그만이다
★★★어린아이의 치루 시술

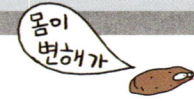 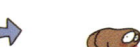

사회적으로 악성 댓글이 문제다. 확인되지도 않았을 뿐더러 전혀 사실과 다른 내용이 진실처럼 포장되어 사람들의 입에서 입으로 전해지는 것이니 섬뜩하고 두려운 일이 아닐 수 없다. 악성 댓글이나 괴담은 비단 유명 연예인이나 정치가에게만 국한되어 나타나는 것은 아니다. '똥꼬'에 대해서도 마찬가지다. 그럼 어디 '똥꼬'에 관한 괴담에 대해 알아볼까나.

➡ 암치핵은 대장암이나 직장암과 같은 암(癌)과 연관이 있다?

웃어야 할지, 울어야 할지. 내치핵과 외치핵을 시쳇말로 암치질, 수치질이라 부르기도 하는데, 여기서 '암'이니 '수'이니 하는 말은 암놈, 수놈 할 때의 '암'과 '수'이다. 그러니까 위암, 췌장암과 같은 '암(癌)'과는 전혀 다른 말이다. 이번 기회에 분명히 알아두자. 암치핵은 암(癌)과는 전혀 연관성이 없음을. 암치핵을 오래도록 방치한다고 해서 암(癌)으로 발전하는 것은 아님을.

➡ 치질 수술을 받게 되면 괄약근이 망가져 평생 기저귀를 차고 다닌다?

치질 수술을 하는 외과 의사가 악한 마음을 품고 일부러 괄약근을 손상시키지 않는 한 그와 같은 일은 결코 발생하지 않는다. 그러니 괜한 말에 현혹되지 말고 편안한 마음으로 외과 의사에게 몸을 맡기시라.

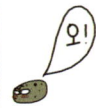

⇨ 레이저 수술은 '짱'이다?

치질 수술을 받으러 병원을 방문한 환자에게 자주 듣는 질문 가운데 하나가 바로 레이저 수술에 관한 것인데, 환자가 늘어놓는 질문인 즉슨 이렇다.

"레이저로 수술을 받으면 아프지 않다면서요?"
"레이저로 수술을 받으면 상처가 거의 생기지 않는다면서요?"
"레이저로 수술을 받으면 입원도 필요 없다면서요?"

우리나라 사람들 정말이지 레이저라면 끔뻑 죽는다. 하긴 환자 탓만 할 것도 못 된다. 레이저 지방 성형 수술, 피부 레이저 수술, 녹내장 레이저 수술, 심지어 레이저 포경 수술까지 장점 운운하며 환자의 머릿속에 레이저 수술에 대한 좋은 이미지만을 심어놓은 장본인이 바로 의사들이니까. 레이저로 수술할 경우 많은 이점이 있음을 나 역시 인정하기에 다른 분야에서 쓰이는 레이저에 대해서 뭐라 왈가왈부할 생각은 눈곱만치도 없다. 다만 나의 전문 분야인 치질 수술에 있어서만큼은 한마디 하고 넘어가지 않을 수가 없다.

치질 수술에 있어서도 레이저는 만능이며 '짱'인가? 절대 아니다! 치질 수술에 있어서만큼은 레이저나 메스 둘 다 별반 차이가 없는 것으로 알려져 있다. 치질 수술을 하는 외과 의사치고 레이저 수술의 장점을 운운하며 열을 올리는 의사가 없는 것만 봐도 이는 자명하다. 이름 깨나 알려진 대장항문전문병원이나 대학병원 역

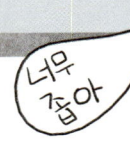

시 레이저보다는 메스를 선호한다. 장점도 없는데 굳이 고가의 레이저 장비를 동원해 수술할 필요가 없음은 너무나도 당연하다.

레이저로 치질 수술을 받았더니 아프지도 않고 그렇게 편할 수가 없다며 침이 마르도록 레이저를 예찬하는 이들이 간혹 있다. 그런 이들의 말을 들을 때마다 나는 마음이 영 개운치가 않다. 레이저로 수술을 받았기 때문에 아프지 않았던 게 아니라 그다지 수술다운 수술이 이루어지지 않았기에 아프지 않았던 건 아닌가 하는 생각에서이다. 이번 기회에 알아두자. 치질 수술에 있어서만큼은 메스나 레이저나 별반 차이가 없다는 것을.

피 색깔이 붉으면 암이 아니다?

빨간색의 피가 비치면 치질이고 검붉은 색의 피가 보이면 대장암이나 직장암이라는 말이 있다. 기가 찬다. 대장이나 직장에 생긴 암에서 출혈이 될 경우 다소 탁한 색깔의 출혈을 보이는 경향이 있기는 하지만 피의 색깔만으로 암인지 치질인지를 구분하는 것은 전문가로서도 쉬운 일이 아니다. 하물며 일반인이 피의 색깔로 자가 진단을 내린다는 것은 그야말로 어불성설이요, 위험천만한 도박이라고 할 수밖에 없다. 이제부터라도 마음을 고쳐먹자. 피의 색깔 운운하며 괜한 추측은 하지 말자고. 피가 나면 우선 의사부터 찾자고.

결혼 전 치질 수술은 하나마나?

어차피 결혼해서 출산하면 치질이 생기니까 처녀는 치질이 생기더라도 치질 수술을 받지 말고 뒤로 미뤄도 된다? '허걱!' 치질이 있는 여성이 임신해서 출산을 하게 될 경우 기존에 가지고 있던 치질은 더욱 악화될 소지가 많다. 애를 낳는 고통보다 더한 고통을 치질로 인해 받을 수도 있다는 말이다.

실제로 출산하자마자 산부인과에서 입던 환자복도 갈아입지 못한 채 바로 대장항문전문병원으로 직행하는 환자도 종종 있다. 예비 엄마들이여, 혹여 치질이 있다면 괴담에 귀 기울이지 말고 미리미리 해결하시라!

치질 수술 후 두통이 올 수 있다?

맞는 말이다. 대부분의 치질 수술은 척추 마취로 이루어지는데 척추 마취를 할 경우 드물기는 하지만 수술 후 두통이 발생할 수 있다. 두통은 왜 생기는 것일까? 척추 마취를 할 때 뇌척수액이 경막외강으로 유출되기 때문이다.

아무리 숙련되고 경험이 많은 의사라 할지라도 수술 후 생기는 두통을 완전히 예방할 수는 없다. 척추 마취 후 생기는 두통은 앉거나 서면 심해지지만 누우면 사라지는 특징이 있다. 이런 이유로 척추 마취 후 생기는 두통을 '체위성 두통'이라 부른다.

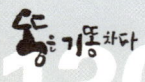

다른 특징을 들라면 두통의 정도가 매우 심하고 웬만한 약으로는 사라지지 않는다는 것이다. 두통이 워낙 심하다 보니 혹여 뭔가 심각한 문제가 생긴 건 아닌가 하며 불안해하는 이들도 있는데 그런 것은 아니다. 그저 일시적인 현상이기 때문에 아무런 치료 없이도 1~2일 정도 지나면 저절로 사라진다. 따라서 불안에 떨며 괜한 마음고생 할 필요까지는 없다.

척추 마취라고 하면 왠지 무서운 느낌이 드는데 사실은 전혀 그렇지가 않다. 감기로 엉덩이 주사를 맞을 때처럼 '따끔' 하면 끝이다. 그만큼 간단한 마취가 바로 척추 마취다.

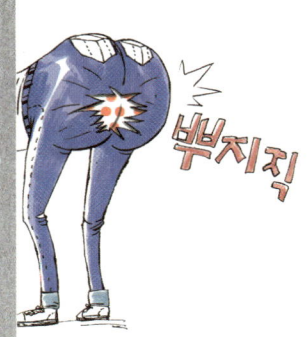
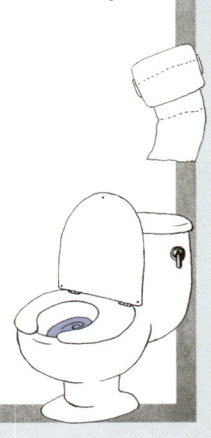

나폴레옹을 무너뜨린 치질

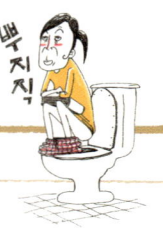

엘바 섬을 탈출한 나폴레옹은 남프랑스의 조안느에 상륙해 병사를 규합하여 파리로 향했다. 도중에 자신을 제압하기 위해 출병한 네이 원수와 슈투 원수까지 수중에 넣은 나폴레옹은 당당하게 파리로 입성해서 제국의 부활을 선언하기에 이르렀다.

이에 두려움을 느낀 유럽은 연합군을 형성하여 나폴레옹과 운명을 건 한판 전투를 벌이게 된다. 그 유명한 워털루에서. 당시 나폴레옹의 주력군은 12만 4천 명. 영국, 네덜란드, 벨기에 등 연합군의 병력은 9만 5천 명. 여기에 영국 등과 합세할 프로이센군 11만 3천 명. 연합군의 총병력과 비교하면 나폴레옹이 열세였지만 각각 나눠 전투를 벌인다면 승산이 있었다. 따라서 신속하게 움직여 각개격파를 한다는 쪽으로 나폴레옹은 전략을 세웠다.

계획대로 나폴레옹은 2만 4천 명의 군사를 네이 원수에게 주어 웰링턴군과 전투를 벌이게 하고는 자신은 8만의 병력으로 프로이센과 맞서 싸웠다. 나폴레옹의 승리였다. 1만 6천 명의 사상자를 낸 프로이센군은 퇴각할 수밖에 없었다. 이때 나폴레옹이 곧바로 프로이센군을 추격하여 괴멸시키고 영국군과 워털루에서 맞붙었다면 워털루 전투의 승자는 나폴레옹이 되었을 공산이 컸다. 하지만 기동력과 결단력을 자랑하던 나폴레옹이 어찌 된 영문인지 이 대목에서 마냥 미적거리기만 했다. 그 사이 퇴각하던 프로이센군은 전열을 정비하여

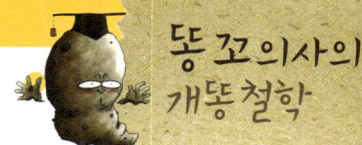

똥꼬의사의 개똥철학

워털루에서 웰링턴과 합세하게 되고, 결과는 나폴레옹군의 참패. 워털루에서 패한 나폴레옹은 세인트 헬레나 섬으로 유배되어 그곳에서 생을 마감하게 된다.

전쟁터에서 잔뼈가 굵은 나폴레옹이 그토록 중요한 순간에 결단을 내리지 못하고 미적댄 이유가 뭘까?

기록에 의하면 나폴레옹은 치질, 위궤양, 편두통 등으로 고생한 것으로 전해진다. 일부 학자는 프로이센과 전투를 벌이던 당시, 나폴레옹은 치질이 도져 심한 통증에 시달리며 옴짝달싹할 수 없었는데 바로 이것이 망설임의 이유이자 패배의 원인이라 주장하기도 한다. 충분히 일리가 있는 주장이다. 치핵이 밖으로 튀어나와 퉁퉁 부어 있을 경우 말을 타는 것은 말할 것도 없고 제대로 앉아 있기조차 어려운 게 사실이다. 그만큼 고통은 무지막지하다. 이 지경에 이르면 천하의 나폴레옹이라 할지라도 다음을 기약하며 미적댈 수밖에 없다.

나폴레옹이 치질에 걸리지만 않았더라면……
유럽의 역사가 어떻게 변했을지 자못 궁금하다.

7장 똥들의 침묵

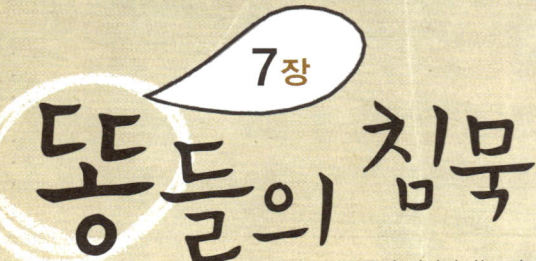

똥이 지나다니는 길이 대장이기에 대장을 똥의 고속도로라고 해도 무방하다. 거칠 것 없이 달리는 고속도로에서도 정체 현상은 얼마든지 나타날 수 있듯이 **똥의 고속도로인 대장에도 얼마든지 정체 현상**이 나타날 수 있는데 이 병을 일컬어 변비라 한다. 지금부터 변비의 이모저모에 대해 살펴보도록 하자.

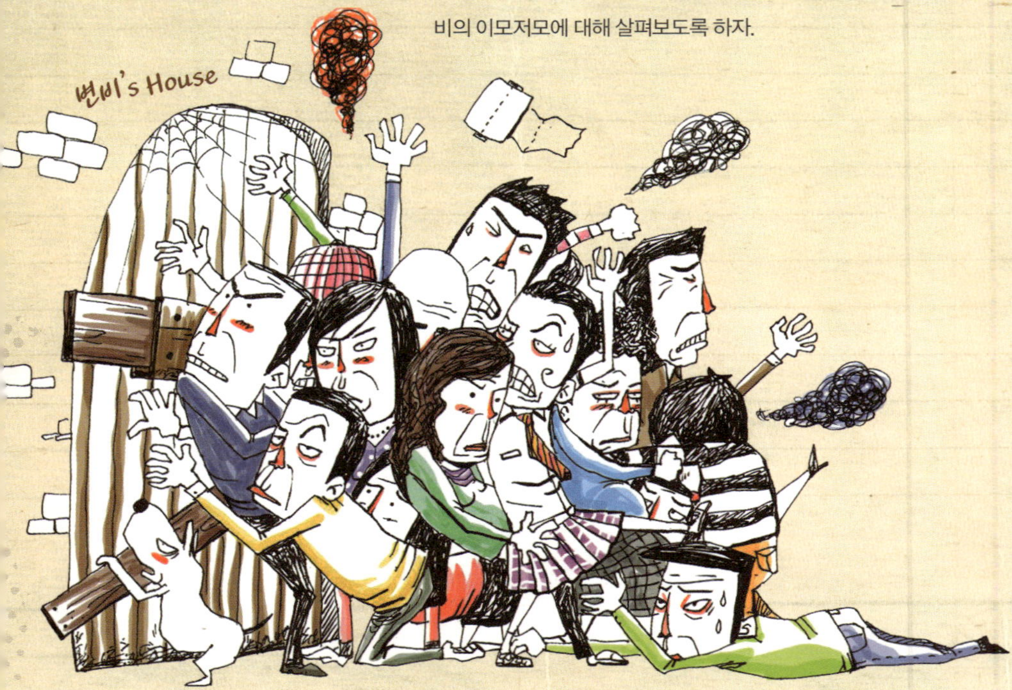

올 어바웃 변비

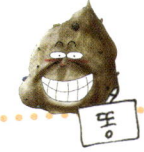

똥이 안 나온다, 변비

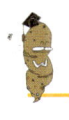

하루에 19g의 섬유소를 포함한 표준 식사를 하는 사람이 1주일에 2번 이하의 똥을 누는 경우 변비가 있는 것으로 정의할 수 있다. 변비에 대한 개념은 상당히 주관적이라 할 수 있는데, 정상인 중의 10%는 자신에게 변비가 있는 것으로 생각하는 것으로 알려졌다. 의사들이 규정한 변비의 정의를 소개하면 다음과 같다.

● **의사들이 규정한 변비의 정의**

다음의 항목 중 2개 이상의 증상이 3개월 이상 지속될 경우 변비가 있는 것으로 정의한다.

똥을 누는 횟수가 1주일에 2회 이하	☐
똥의 무게가 하루 25g 미만 (정상인은 1회 약 100~250g 정도의 똥을 누게 되며 이는 바나나 1~2개에 해당)	☐
똥을 눌 때 힘든 경우가 전체 배변의 25% 이상	☐
딱딱한 똥을 누는 경우가 전체 배변의 25% 이상	☐
똥을 누고 난 후에도 잔변감이 있는 경우가 전체 배변의 25% 이상	☐

병원을 찾는 환자 중 많은 사람이 똥을 누는 횟수에 상당히 민감한 반응을 보인다. 하지만 똥을 누는 횟수보다는 복부 불쾌감이나 잔변감 등의 증상이 변비를 진단하는 데 있어서 더 의의가 크다고 할 수 있다. 2~3일에 한 번 똥을 누는데도 아무런 불편 없이 즐겁고 활기차게 생활하는 사람을 변비 환자라고 할 수는 없다.

미국의 경우 변비로 고생하는 인구는 무려 400만 명 이상이며, 변비로 인해 의사를 찾는 인구만도 1년에 200만 명가량 된다고 한다. 의사를 찾지 않고 나름대로 치료하는 사람도 있음을 감안하면 그 숫자는 실로 엄청날 것으로 짐작된다. 매년 변비약으로 소요되는 경비만도 7억 2천5백만 달러에 달한다고 하니 실로 엄청난 인구가 변비로 고생하고 있음을 짐작할 수 있다. 정확한 통계는 알 수 없으나 우리나라도 예외는 아닐 것으로 생각된다.

변비로 고생한 경험이 없거나, 변비로 괴로워하는 이들을 곁에서 직접 목격하지 않은 사람은 변비가 얼마나 무서운 질병인가를 이해하지 못한다. 그깟 똥 누지 못하는 걸 가지고 웬 호들갑을 떠냐며 눈살을 찌푸릴 수도 있다. 하지만 똥을 누지 못한다는 거, 먹어도 감감무소식이라는 거, 그게 그렇듯 가벼이 넘길 일이 못된다. 오죽하면 '똥 마려운 개마냥 안절부절못한다.'는 말이 있을까?

　변비로 고생하는 사람에게 있어 그다지 반가운 소식이란 없다. 남들은 좋아라 호들갑을 떨 소식에도 변비 환자는 시무룩하다. 그저 똥이나 시원스레 쌀 수 있었으면 하는 마음뿐이다.

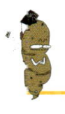

변비의 원인

변비로 고생하는 환자들의 경우 똥을 누는 횟수가 적을 뿐만 아니라 똥을 누더라도 딱딱한 똥을 보는 경우가 많다. 이는 대장의 운동이 활발치 못해 똥이 오래도록 대장에 머물다 보니 수분을 많이 빼앗기기 때문이다. 변비를 초래하는 원인은 수없이 많은데 그중 몇 가지를 소개하면 다음과 같다.

● 식이섬유 섭취량의 저하

　변비를 초래하는 가장 흔한 원인은 잘못된 식습관에 있다. 과거에는 곡류를 먹더라도 외피를 깎아내지 않고 자연 상태 그대로 먹었기 때문에 그만큼 식이섬유를 섭취할 기회가 많았다. 하지만 최근에는 자연 그대로 먹기보다는 가공한 음식을 주로 먹는 탓에 식이섬유의 섭취가 과거보다 줄어들게 되었다. 우리의 식단만 보더라도 인스턴트 식품, 흰 쌀밥, 흰 식빵, 라면, 육류 등 식이섬유가 부족한 음식이 주류를 이루고 있다. 이렇다 보니 과거에 비해 현대인들이 변비에 걸릴 위험성이 그만큼 높아질 수밖에 없게 되었다.

변비뿐 아니라 성인병의 예방에도 밀접한 관계를 맺고 있는 식이섬유란 무엇일까? 식이섬유는 인체의 소화 기관에 의해 소화, 흡수되지 않고 그대로 배설되는 다당류를 총칭하는 말로 일반인들 사이에선 섬유질, 섬유소, 화이버 등으로 불리기도 한다. 식이섬유는 인체 내에서 소화, 흡수되지 않기 때문에 먹는 양 그대로 기존의 똥과 섞여 나오게 된다. 결국 식이섬유를 섭취할 때는 똥의 양이 많아지기 때문에 대장 운동이 원활해지면서 배변도 용이해지는 것이다. 식이섬유는 수분을 흡수하는 능력 또한 뛰어나기 때문에 대장 내에서 수분을 흡수해 똥의 부피를 늘리고 부드럽게 만들어준다. 이런 작용 때문에 식이섬유는 변비에 탁월한 효과가 있는 것이다.

식이섬유가 이토록 변비에 탁월한 효과가 있는데도 불구하고 변비 환자가 줄어들지 않는 이유는 뭘까? 사실 우리 주변을 둘러보면 식이섬유 제품은 그야말로 넘쳐난다. 그런데도 변비 환자는 줄어들 줄을 모르니……. 물론 변비를 일으키는 요인이 꼭 식이섬유 섭취 부족으로 인한 것만은 아니다. 지적하고 싶은 것은 식이섬유를 섭취하는 방법이나 태도가 잘못되어 효과를 보지 못하는 면도 적지 않다는 것이다. 엄밀히 말하면 식이섬유는 약이 아니라 식품이다. 따라서 약국에서 구입해서 복용하는 변비약과는 엄연히 구분된다. 변비약으로 복용하는 약 대부분은 자극성 하제다. 자극성 하제는 말 그대로 대장을 자극해서 배변이 일어나게끔 하는 약이다. 이렇다 보니 효과가 빠르다. 하지만 식이섬유는 자극성 하제가 아니고 식품이기 때문에 효과가 바로 나타나지 않는다. 이런 이유로 변비가 있는 사람들은 식이섬유를 몇

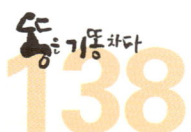

차례 먹어보고는 효과가 없는 것으로 생각하고 식이섬유 먹기를 포기하는 것이다. 반드시 기억해두자. 식이섬유는 꾸준히 복용할 때에만 효과를 볼 수 있다는 것을.

식이섬유를 복용함에 있어 꾸준히 먹는 것 못지않게 중요한 것이 물을 충분히 마시는 것이다. 식이섬유 제품을 복용하면서 물을 충분히 마시지 않을 경우에는 오히려 변비가 악화되고 복부 불쾌감이나 더부룩한 것과 같은 증상이 더 심해질 수도 있음을 유념해야만 한다. 간혹 "나는 물 먹기가 너무 싫어요."라며 난감한 표정을 짓는 사람들이 있다. 나는 이런 사람들에게 묻고 싶다. 약은 어디 맛있어서 먹느냐고? 어디 그뿐인가? 약값은 또 얼마나 비싼가? 이에 비해 물은 돈도 들지 않는데다 맛도 쓰지 않다. 약간 마시기 불편할 뿐이지 이런저런 면에서 보면 약과는 비교할 게 못 된다. 모든 병이 그렇듯 변비 역시 치료하자면 본인 스스로 낫고자 하는 의지와 노력이 필요하다. 물 마시는 게 불편하다고 할 정도면 변비를 고쳐보겠다는 생각은 애당초 접는 편이 나을 것이다.

명심할 것은, 오랫동안 똥을 누지 못해 딱딱한 똥이 대장 안에 남아 있는 상태에서 식이섬유를 섭취할 경우에는 오히려 변비가 악화될 수도 있다는 것이다. 이런 경우에는 의사의 진찰을 받고 설사를 유도하는 하제를 잠깐 사용해서 대장을 어느 정도 깨끗이 비운 후 식이섬유를 섭취하는 것이 좋다.

● **정신적 또는 환경적 스트레스**

이미 살펴본 바와 같이 대장의 운동은 자율 신경의 영향을 받기 때문에 스트레스 또한 변비를 조장하거나 악화시킬 수 있다. 낯선 곳으로 여행하는 것과 같은 생활 방식의 변화나 환경적 스트레스 역시 변비를 초래할 수 있다. 변비를 치료하기 위해서는 편안하고 긍정적인 마음가짐이 무엇보다도 중요하다고 할 수 있다.

● 수분 섭취 부족

물은 대장 안에서 똥의 부피를 늘려줌으로써 배변을 용이하게 해주기 때문에 자주 물을 마시는 습관을 들이기만 해도 어느 정도의 변비는 개선할 수 있다. 하지만 카페인이 포함된 커피나 청량음료는 대장 안에서 수분을 빼앗아가는 기능이 있으므로 될 수 있으면 피하는 것이 바람직하다.

● 운동 부족

오랫동안 누워 있거나 앉아서 생활하는 경우에도 변비가 초래될 수 있다. 규칙적인 운동은 육체뿐 아니라 정신까지 맑고 긍정적으로 만들어주는 기능이 있다. 이런 이유로 규칙적인 운동은 대장의 운동에도 상당히 긍정적인 영향을 미치는 것으로 알려졌다.

● 배변을 참는 행위

똥이 마려운데도 배변 욕구를 무시하고 반복해서 참을 경우 변비를 피하기 어렵다. 회의나 수업 등 어쩔 수 없는 상황에서 배변을 참았다가 나중에 일을 볼라치면 똥이 딱딱하게 굳어 배변이 용이하지 않음을 누구나 쉽게 경험하게 된다. 어쩌다 생기는 거야 문제 될 게 없지만 배변을 참는 행위가 습관적으로 반복되면 곤란하다. 이는 주

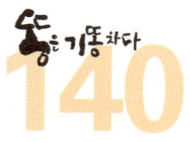

로 유년기나 학동기 아이들에게서 나타나는 변비의 주된 요인 가운데 하나다. 지나치게 깔끔 떠는 아이들의 경우, 공중화장실이 불결하다는 이유로 똥이 마려워도 학교에서는 똥을 누지 않는 경우가 더러 있는데 이런 때도 변비를 피하기 어렵다. 똥이 마려워도 친구들과 노는 데 정신이 팔려 배변 욕구를 애써 무시하는 아이들도 많다. 요즘엔 컴퓨터라면 사족을 못 쓰는 아이들도 많은데 컴퓨터 게임에 빠져 똥 마려운 것쯤은 아무렇지도 않게 여기고 참는 바람에 변비가 생기기도 한다.

아무튼 똥이 마려울 때 참고 뒤로 미루는 행위는 변비를 초래하는 지름길이기 때문에 똥이 마려우면 가급적 그때그때 해결하는 것이 바람직하다.

● **내분비 또는 대사장애**

갑상선 기능 저하증, 당뇨병, 뇌하수체 기능 저하증, 과칼슘혈증, 저칼륨혈증과 같은 질환이 있는 경우에도 변비가 초래될 수 있다.

● **질병**

다발성 경화증, 파킨슨 병, 뇌졸중, 뇨독증, 아밀로이도시스, 루프스 같은 질환도 변비를 초래하거나 악화시킨다.

● **신경장애**

척수나 뇌의 손상, 골반 내 수술에 의한 신경 손상에 의해서도 변비가 초래될 수 있다.

● 약제의 복용

마약, 항경련제, 항우울제, 제산제, 철분제제 등의 약물도 변비를 초래하는 것으로 알려졌다.

● 변비약의 남용

가장 치료하기 어려운 난치성 변비의 원인은 장기간 동안 변비약을 복용하는 것이다. 변비로 고생하는 사람들이 습관적으로 복용하는 대부분의 변비약은 자극성인데, 자극성 변비약은 대장의 신경 세포를 손상시키고 대장의 수축 능력을 떨어뜨려 종국에는 배변을 더 어렵게 한다. 변비를 개선시킬 목적으로 복용한 약이 결국엔 변비를 더 악화시키는 독이 되는 것이라니, 깊이 생각해볼 일이다. 이는 스스로 노력하지 않고 남의 힘만 빌리려고 하면 자생력이 떨어져 도태되고 마는 세상의 이치와도 많이 닮은 듯하다. 어떤 면에서 변비약은 마약과도 같다. 복용하는 사람으로 하여금 습관적이고 의존적으로 매달리게 할 뿐만 아니라 변비약의 용량이나 사용하는 횟수를 늘려가지 않으면 정상적인 생활을 못하게 하니 말이다. 습관적으로 오랫동안 자극성 변비약을 복용해온 환자의 경우에는 의사도 속수무책이다. 뾰족한 치료 방법이 없다. 그러므로 변비약을 상습적으로 복용하는 것만큼은 무슨 일이 있어도 피해야만 한다.

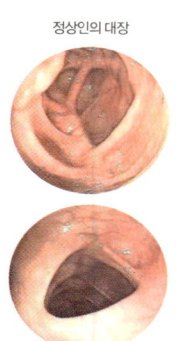

정상인의 대장

정상적인 대장은 오른쪽 사진처럼 발그스레한 빛을 띠고 있다. 봄을 맞아 수줍게 피어나는 진달래 꽃잎처럼 탐스럽기까지 하다. 하지만 변비약을 습관적으로 복용할 경우에는 다음 사진처럼 끔찍한 모양으로

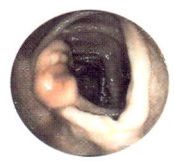
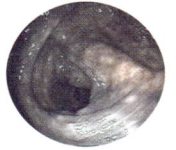

변비약을 습관적으로
복용한 환자의 대장

변하고 만다. 대장 점막이 온통 시커멓게 변한 탓에 대낮처럼 환히 비춰주는 조명기구를 갖춘 대장 내시경을 들이밀어도 흡사 어두운 동굴에 들어와 있는 것만 같다. 이렇듯 대장 점막이 온통 시커멓게 변한다 하여 이를 '대장 흑색증'이라 일컫는다. 변비약을 습관적으로 남용할 경우, 대장의 기능이 떨어지는 것은 말할 것도 없고 대장 점막도 이렇듯 끔찍한 색깔로 보기 흉하게 변한다는 것을 기억해두자.

● 여성

변비는 남성에 비해 여성에게 월등히 많은데, 이유가 뭘까?

우선 호르몬 작용을 들 수 있다. 여성에게만 분비되는 호르몬 중 황체 호르몬은 근육의 수축을 억제하는 성질이 있어 대장의 연동 운동을 떨어뜨린다. 황체 호르몬은 배란기에서 생리를 시작하기 전까지 왕성하게 분비되기 때문에 바로 이 시기에 여성은 변비에 걸리기 쉽다. 생리가 시작되면 황체 호르몬의 분비가 적어지기 때문에 대장의 운동도 활발해지고 배변도 그만큼 수월해진다. 실제로 생리가 시작되면서부터 배변이 한결 수월해지는 것을 경험하는 여성들이 많다.

여성이 변비에 걸리기 쉬운 또 다른 이유는 여성이 남성에 비해 감정의 영향을 많이 받기 때문이다. 여성의 경우 남성보다는 마음이 약하고 예민하기 때문에 쉽게 상처받기 쉽고 그만큼 스트레스에 시달릴 위험이 크다. 이미 설명한 것처럼 대장의 운동은 자율 신경의 영향을 많이 받기 때문에 당연히 정서적으로 예민한 여성이 무딘 남성에 비해 변비에 걸릴 위험이 클 수밖에 없다.

여성은 남성에 비해 근육의 힘이 약하고 신체 활동도 적기 때문에 변비에 걸리기 쉽다. 근육이라고 하면 팔이나 다리는 떠올려도 대장을 떠올리기는 쉽지 않다. 하지만 엄연히 대장도 근육으로 이루어져 있다. 또한 배변 활동 시 필요한 복부 근육의 힘도 남성에 비해 여성이 약하기 때문에 상대적으로 여성이 남성보다는 변비에 걸리기 쉽다.

많은 여성들이 아름다운 몸매를 위해 다이어트를 한다. 다이어트를 하자면 자연스레 먹는 양을 줄일 수밖에 없는데, 이는 곧바로 변비와 연결된다. 먹는 양이 적으면 당연히 똥의 양이 적어지고 대장의 운동 능력 또한 떨어질 수밖에 없기 때문이다. 그렇다면 먹으면서 다이어트하는 좋은 방법은 없을까? 식이섬유가 대안이 될 수 있다. 식이섬유 제품은 열량이 낮아 살이 찔 염려가 없으면서도 속이 든든한 게 전혀 허기지지 않다. 배고프지도 않을 뿐더러 살찌지도 않는 것이니 그야말로 일거양득이다. 미국의 월마트에 가보면 식이섬유 제품이 진열장에 넘쳐나는데, 이는 변비 환자뿐만 아니라 다이어트하는 많은 여성들이 애용하기 때문이기도 하다. 실제로 다이어트를 하는 미국 여성들의 경우, 아침은 식이섬유 제품으로 해결하는 경우도 많다.

임신도 여성의 변비를 조장하는 한 요인이 된다. 임신 전반기에는 임신을 유지시키기 위해 황체 호르몬인 프로게스테론이 많이 분비되는데 앞서 살펴본 바와 같이 황체 호르몬은 대장의 운동 능력을 저하시켜 변비에 걸리기 쉽게끔 한다. 그뿐만 아니라 임신을 하게 되면 입덧이 생겨 제대로 먹지 못하는 경우가 많은데 이 또한 변비를 조장하거나 악화시키는 원인이 된다. 임신 후반기에는 늘어난 자궁이 대장을 압박해서 변비가 초래되기도 한다.

변비를 진단하는 방법

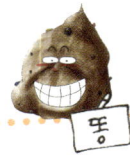

● 우리나라 기혼 여성의 30% 이상이 변비로 고생하고 있다고 한다. 변비로 고생하는 인구가 이렇게 많음에도 우리나라의 경우 변비에 대한 진단 방법이 널리 보편화되어 있지 않을 뿐더러 변비의 원인을 잘못된 식습관, 운동 부족 탓으로만 돌리는 경향이 농후하다. 변비는 어떤 면에서 보면 병명이라기보다는 원인이 있어 나타나는 하나의 증상이라고 볼 수도 있다. 그만큼 변비의 원인을 찾는 것이 무엇보다도 중요하다 할 수 있겠다. 지금부터는 변비를 진단하는 방법에 대해 간략하게 소개하고자 한다.

변비를 진단하는 데 있어 가장 기본이 되는 검사는 대장 내시경 검사다. 대장암 등에 의해 대장이 좁아져 있을 경우 변비가 생기는 것은 너무나도 당연한데, 이처럼 대장을 막는 병변의 유무를 찾아내는 검사가 바로 대장 내시경 검사다.

대장 내시경 검사는 변비의 원인을 찾는 데 있어서 가장 기본적인 검사임에는 틀림없지만 그렇다고 완벽한 검사라고는 할 수 없다. 대장 내시경 검사는 암이나 염증성 장질환과 같은 기질적인 병변은 찾아낼 수 있지만 대장의 기능적인 문제점은 찾아낼 수 없다는 한계가 있다. 그렇다면 대장의 기능에 문제가 있는지를 알아낼 수 있는 검사 방법은 없을까? 지금부터는 대장의 기능을 알아보는 검사 방법에 대해 알아보자.

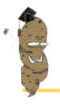

대장 통과 시간 검사

입으로 들어간 음식이 에스결장까지 도달하는 데 걸리는 시간은 대략 12시간에서 15시간 정도다. 에스결장에 도달한 똥은 곧바로 배출되는 것이 아니라 일정 시간 머물러 있게 되는데, 이런 이유로 실제 배변은 24~48시간 후에나 일어나게 된다.

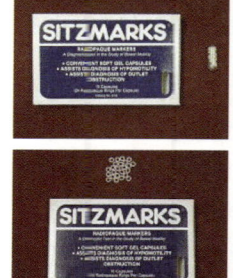

대장 통과 시간 검사 시 복용하는 캡슐

    대장의 운동 능력이 떨어져 똥을 제대로 밀어내지 못하는 상황을 직접 확인하는 방법은 없을까? 12시간 전에 먹은 삼겹살이, 5시간 전에 먹은 시금치가 대장의 어디쯤을 지나고 있는지 알 길은 없는 것일까? 서울에서 부산으로 가는 승용차가 2시간 후 어디쯤 가고 있는지 체크해보면 고속도로의 소통 상태를 알 수 있는 것처럼 대장의 운동 능력을 객관적으로 가늠해볼 수 있는 방법은 정말 없는 것일까? 안타깝게도 삼겹살이나 시금치는 일반 엑스레이에 나타나지 않는다. 이에 대장 안에서 똥의 이동 속도를 측정해볼 수 있는 방법은 없을까 고민하던 중에 '대장 통과 시간 검사'라는 아이디어가 나오게 되었다. 일반 엑스레이로 똥을 볼 수는 없지만 일반 엑스레이로 확인할 수 있는 표식

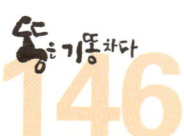

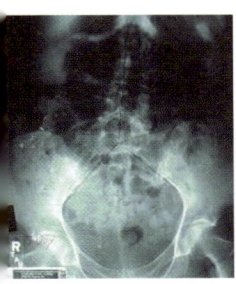
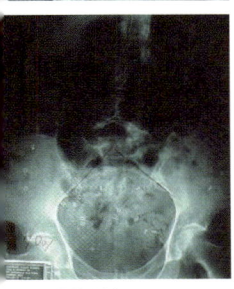

★캡슐 복용 후 5일째
★★캡슐 복용 후 7일째

자를 음식 속에 끼워 넣으면 표식자를 통해 똥이 대장의 어디쯤 머물러 있는지 관찰할 수 있을 것이 아닌가?

　변비가 의심되거나 대장의 운동 능력이 떨어져 있을 때, 도무지 대장이 꼼짝하지 않는 것 같을 때, 병원을 찾은 환자는 캡슐 한 개를 복용하게 된다. 캡슐 속에는 작은 링이 24개가 들어 있는데 이들 링은 일반 엑스레이에서도 보일 수 있게끔 특수하게 처리되어 있다.

　좌측 사진은 변비를 호소하는 환자에게 캡슐을 복용하게 한 후 5일째, 7일째 되는 날 촬영한 엑스레이 필름이다. 사진에서 검게 보이는 부분은 가스이고 동그란 링은 똥 속에 묻혀 이동 중인 표식자이다. 첫 번째 사진은 캡슐을 복용하고 5일째 되는 날 촬영한 엑스레이인데, 링이 환자의 우측 대장에 고스란히 머물러 있음을 볼 수 있다. 두 번째 사진은 7일째 촬영한 엑스레이로 링이 우측 대장, 좌측 대장, 에스결장, 직장 등에 고루 퍼져 있음을 볼 수 있다. 정상인의 경우에는 어떨까? 물론 링은 한 개도 보이지 않는다. 정상인의 경우에는 캡슐을 복용한 후 하루만 지나도 다 똥과 함께 배출되기 때문에 엑스레이상 링은 전혀 보이지 않게 된다. 위의 사진으로 환자의 대장은 어느 한 부분이 아닌 전체 대장의 운동 능력이 심하게 떨어져 있음을 알 수 있고, 바로 이

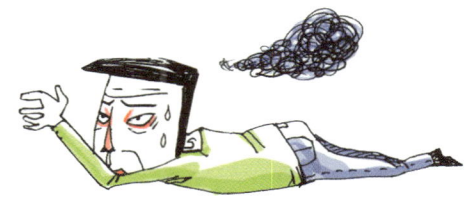

런 이유로 환자가 변비를 면할 길이 없었음을 확진할 수 있다. 이처럼 대장 전체의 운동 능력이 감소되어 있는 것을 '대장 무기력성 변비' 또는 '이완성 변비'라 일컫는다.

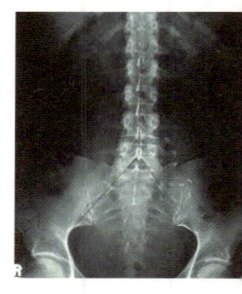

캡슐이 에스결장에만 머물러 있다

다음 사진 역시 변비를 호소하는 환자에게 표식자가 들어 있는 캡슐을 복용하게 한 후 7일째 되는 날 촬영한 엑스레이 필름이다. 먼저 소개한 사진과는 달리 이 환자의 경우 표식자인 링이 환자의 우측 복부에서는 관찰되지 않고 좌측 아랫부분인 에스결장에만 머물러 있음을 볼 수 있다. 무슨 얘긴가? 우측 대장이나 횡행결장, 하행결장의 운동 능력에는 이상이 없으나 무슨 이유에서인지 대장의 끝부분인 에스결장에서 똥이 이동하지 못한다는 얘기다. 이런 상태를 '후장 무기력성 변비' 또는 '경련성 변비'라고 한다. 이 외에 똥이 직장에 오래도록 머물러 있으면서 좀처럼 배출되지 못하는 '출구 폐쇄성 변비'도 있다.

살펴본 바와 같이 대장 통과 시간 검사는 대장의 움직임을 객관적으로 볼 수 있는 매우 유용한 검사라 할 수 있다. 간단하면서도 저가의 검

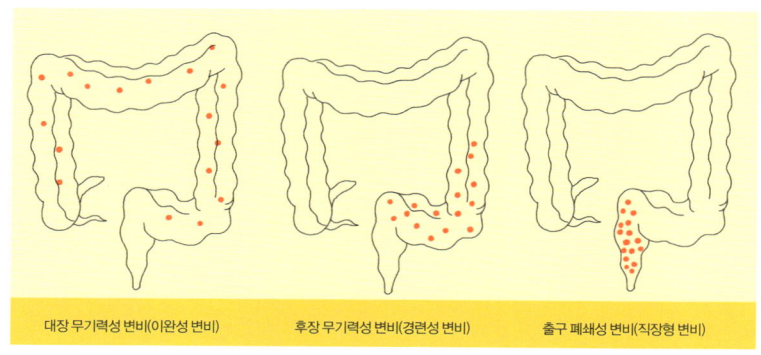

대장 무기력성 변비(이완성 변비)　　후장 무기력성 변비(경련성 변비)　　출구 폐쇄성 변비(직장형 변비)

배변 횟수가 적은 경우		배변이 힘든 경우
-	직장 통증	+++
-	직장 압력	+++
-	잔변감	+++
++	배변 간격 사이의 불쾌감	++
++	딱딱한 똥	++
+++	복부 통증	-
+++	헛배부름	-
+++	변비약 의존도	+
+	관장, 좌욕 사용	+++
-	손으로 회음부나 질을 눌러줘야 한다	+++

사이니만큼 막연히 자신을 변비라 짐작하지 말고 직접 확인해보는 것이 좋을 듯하다.

　대장의 운동 능력이 떨어져 변비가 생기는 것과 대장의 운동 능력은 정상이지만 똥을 누기가 힘들어 변비가 생기는 것은 분명히 다르다. 이를 쉽게 구분하기 위해 둘의 차이점을 도표로 정리했다.

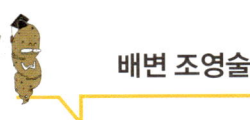

배변 조영술

대장 통과 시간 검사를 통해 대장의 운동을 눈으로 직접 확인했다. 대장 무기력성 변비는 대장 전체의 운동 능력이 떨어져 생기는 변비라는 것도 알았다. 그런데 후장 무기력성 변비나 출구 폐쇄성 변비는 도대체 무슨 이유로 생기는 것일까? 이들의 경우 대장의 운동 능력에는 이상이 없으나 똥이 항문 밖으로는 배출되지 못한다는 얘기다. 도대체 대장의 끄트머리 부분에서는 무슨 일이 일어나는 것일까? 전체 대장의 운동 능력이 떨어져 생긴 변비든, 대장의 운동 능력에는 이상이 없으나 똥을 항문 밖으로 밀어내지 못해 생기는 변비든, 변비는 다 변비고 이를 해결해야 할 게 아닌가? 이를 알아보기 위해 고안된 검사가 바로 '배변 조영술'이다.

똥을 눌 때 일어나는 직장이나 항문의 변화를 눈으로 직접 볼 수만 있어도 의문은 풀릴 텐데, 이를 확인할 수 있는 좋은 방법은 안타깝게도 없었다. 그러던 차에 1952년 왈덴이 처음으로 배변 조영술에 관해 기술했는데 내용은 이렇다.

'일반 엑스레이 필름에서 확인할 수 있는 똥과 유사한 물질을 환자의 직장에 집어넣고 이를 연속적으로 촬영한다면 똥을 눌 때 직장이나 항문에서 일어나는 변화를 관찰할 수 있지 않을까?'

바로 이런 발상 아래 배변 조영술이 빛을 보게 되었다. 백문이 불여일견, 어떤 검사인지 직접 눈으로 확인해보자.

검사를 하자면 우선 환자의 항문을 통해 직장 안으로 인공 대변을 주입해야 한다. '뾰족하게 나온 부분을 항문에 삽입하는 거야?' 하며 눈이 휘둥그레질 사람도 있을 듯한데, 아니다. 튜브를 이용해서 검사하기 때문에 환자는 전혀 통증을 느끼지 못하며 검사 또한 매우 간단하다. 검사를 받기 위해 환자가 앉게 되는 변기는 방사선 투과성 재질로 특수하게 만들어져 있다.

우측 사진은 인공 대변을 주입받은 환자가 배변 조영술 검사를 받기 위해 특수하게 만들어진 변기 위에 앉아 있는 모습이다. 어떤가? 여느

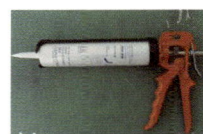

인공 대변 주입 기구

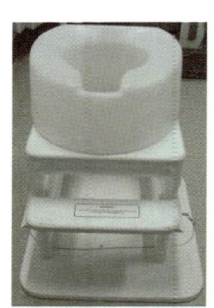

환자 이용 변기

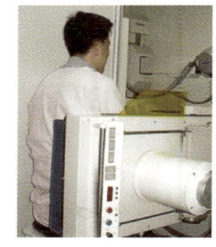

배변 조영술 검사

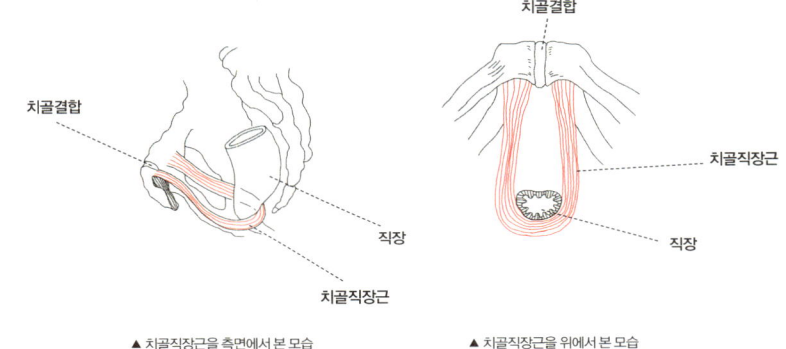

▲ 치골직장근을 측면에서 본 모습 ▲ 치골직장근을 위에서 본 모습

가정집 화장실의 좌변기에 앉아 있는 모습과 유사하지 않은가? 그렇다. 가정집 좌변기에 앉아 일을 보는 것처럼 편안한 자세로 의사의 지시에 따르기만 하면 그만이다. 이런 상태에서 엑스레이를 촬영하면 직장 안에 고인 인공 대변의 움직임을 고스란히 눈으로 확인할 수 있다. 이 검사의 최대 장점은 의사뿐만 아니라 환자 역시 똥을 눌 때 자신의 직장 안에서 일어나는 변화를 눈으로 직접 확인할 수 있다는 것이다. 자, 그럼 이제 환자의 눈앞에 펼쳐지는 직장 안의 정경을 살펴보자. 그러기에 앞서 이해를 돕기 위해 직장 및 치골직장근의 관계에 대해 다시 한 번 살펴보겠다.

상단의 왼쪽 그림은 측면에서, 오른쪽은 위에서 내려다본 치골직장근을 도식화한 그림이다. 그림에서 보는 것처럼 치골직장근은 직장을 감싸고 있는데, 똥을 누는 과정을 이해하자면 이 그릇을 정확히 이해하는 것이 매우 중요하다.

다음 사진은 이해를 돕기 위해 풍선으로 모형을 만든 것이다. 공기가 주입된 풍선이 직장이고 풍선 가운데 걸쳐 있는 가느다란 줄이 치골직장근을 나타낸다. 첫 번째 사진은 평상시의 치골직장근과 직장의 모습인데, 치골직장근이 직장을 당기고 있음으로써 직장이 날카롭게 꺾여 있는 것을 볼 수 있다. 이처럼 꺾여 있기 때문에 사람은 어느 정도 똥을 참을 수가 있는 것이다. 두 번째 사진은 똥을 눌 때 일어나는 치골직장근과 직장의 모형이다. 치골직장근이 느슨하게 풀리자 직장이 반듯하게 펴지는 게 보이는가? 꺾여 있던 직장이 이처럼 곧게 펴짐으로써 똥을 누기가 수월해지는 것이다. 오묘하다. 그야말로 기똥차다. 이 정도만 알고 있어도 똥을 누는 과정을 이해하는 데 있어서 막힐 것은 없다. 기초도 다졌겠다, 이제 본격적으로 배변 조영술로 넘어가보자. 검사를 받기 위해 앉아 있는 환자가 과연 어떤 영상을 보게 되는지 살펴보자.

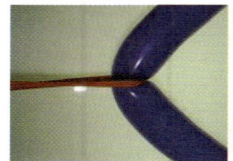
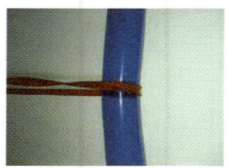

★평상시의 치골직장근(끈)과 직장(풍선) 모형
★★똥을 눌 때 치골직장근(끈)과 직장(풍선) 모형

우측 사진과 같은 영상을 의사나 환자 모두 눈으로 확인할 수 있다. 사진에서 하얗게 보이는 부분이 직장으로, 주입한 인공 대변으로 인해 하얗게 보이는 것이다. 평소의 똥은 엑스레이를 비춰도 보이지 않기에 똥은 말할 것도 없고 직장의 모양 역시 눈으로 확인할 수는 없다. 한눈에 이해하기 쉽게 하기 위해 인위적으로 직선을 그어 각도를 측정할 수 있게끔 했다. 물론 이와 같은 각은 앞에서 설명한 것처럼 치골직장근이 직장을 당겼다 풀었다 함으로써 생기게 되는 것이다. 첫 번째 사진은 편안하게 앉아 있을 때의 사진이다. 두 번째 사진은 똥을 누려고 아랫배에 힘을 줄 때의 사진인데 치골직장근이 느슨하게 풀려 항문직장각이 커지는 것을 볼 수 있다. 세 번째 사진은 항문을 움찔 오므렸을 때의 사진으로 치골직장근의 수축으로 항문직장각이 작아짐을 확인

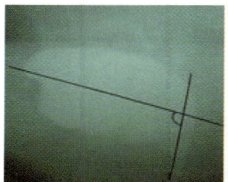
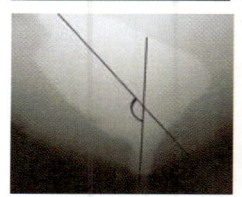
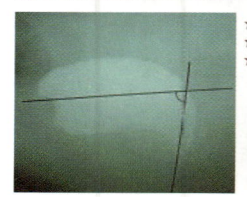

★편안하게 앉아 있을 때
★★아랫배에 힘을 줄 때
★★★항문을 오므렸을 때

할 수 있다.

이와 같은 배변 조영술로는 어떤 질환들을 찾아낼 수 있을까? 크게 두 가지만 소개하면 '모순적 치골직장근 증후군'과 '직장류'라는 질환이 있다.

모순적 치골직장근 증후군이라니 이름조차 생소하기만 하다. 어떤 질환일까? 말 그대로 이 질환은 치골직장근이 모순되게 움직임으로써 변비나 배변 장애를 초래하는 질환이다. 이미 살펴본 바와 같이 똥을 누려고 아랫배에 힘을 주면 치골직장근은 느슨하게 풀리게 된다. 하지만 이 질환을 앓고 있는 사람들의 경우에는 어찌 된 영문인지 치골직장근이 오히려 수축하는 것을 볼 수 있다. 거꾸로 힘을 준다는 것이다. 이렇다 보니 똥을 누기가 힘든 것은 너두나도 자명하다.

'에이, 설마 그런 사람이 있으려고?'

있다. 그러기에 번듯하게 병명까지 있는 것이 아니겠는가? 이런 환자에게 근전도 검사를 해보면 더 명확해진다.

아래의 근전도 사진을 보면 배변 긴장 때, 그러니까 똥을 누려고 힘을 줄 때 보통 사람들과는 반대로 오히려 치골직장근이 수축하는 것을

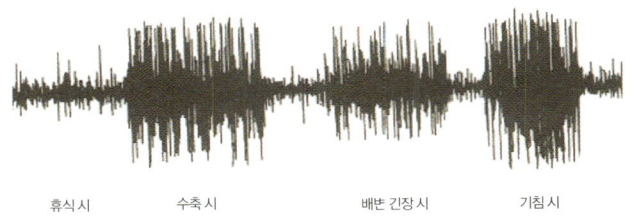

휴식시   수축시   배변 긴장시   기침시

볼 수 있다.

　이미 설명한 대로 치골직장근이 수축하게 되면 직장이 꺾여 똥이 항문쪽으로 내려오기 어렵게 된다. 모순적 치골직장근 증후군 환자의 경우 대장에는 아무런 이상이 없지만 보통 사람들과는 달리 비정상적으로 치골직장근을 사용하기 때문에 직장에 고인 똥을 항문 밖으로 제대로 밀어내지 못하는데, 바로 이와 같은 질환의 유무를 정확하게 가려낼 수 있는 검사가 배변 조영술이다.

　모순적 치골직장근 증후군과 같이 황당한 질환은 바이오피드백 요법으로 치료할 수 있다. 바이오피드백이란 자신의 몸으로부터 전달되는 신호를 통해 건강을 회복할 수 있도록 훈련하는 치료 방법을 말한다. 플러그를 환자의 항문으로 삽입한 후 항문에 힘을 주고 뺌에 따라 나타나는 정보를 모니터를 통해 확인하고 훈련하는 치료법이 바로 바이오피드백 요법이다. 바이오피드백 장비를 이용하면 환자는 자신의 몸 상태를 직접 보고 들을 수 있다. 환자의 근육이 보내는 전기적인 신호는 컴퓨터의 모니터에 그래프나 소리 등으로 전환되어 나타나기 때문에 환자는 쉽게 자신의 근육 상태나 움직임을 확인할 수 있다. 환자가 자신의 근육을 이완시켜야 할 필요성이 있다면 환자는 그래프를 보거나 소리를 들음으로써 자신의 잘못된 행위를 바로잡고 쉽게 원하는 결과를 얻을 수 있다.

　직장류라는 질환 역시 배변 조영술로 진단할 수 있다. 직장류는 여성에게서 관찰되는 질환인데, 똥을 누려고 힘을 줄 때 직장의 전방 벽이 약해져서 질 쪽으로 불룩하게 솟아오르는 질환이다.

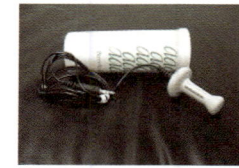

바이오피드백 요법 플러그

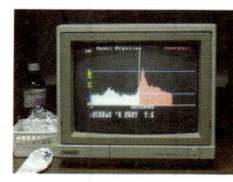

바이오피드백 요법 모니터

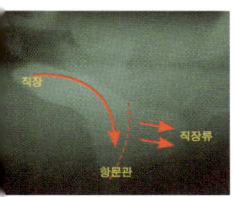
직장류 질환 환자의 배변 조영술 검사

왼쪽 사진을 한 번 보자. 힘을 주면 직장에서 항문 쪽으로 힘이 가해지면서 똥이 아래로 내려오는 것이 정상이다(길게 휜 화살표). 하지만 출산 등으로 인해 직장과 질 사이의 벽이(점선) 약해질 때는 사진에서 보는 것처럼 힘이 항문이 아닌 질 쪽으로 가해져(짧은 화살표) 직장벽이 질 쪽으로 밀리게 되는데 이를 직장류라고 한다. 직장류가 심한 여성의 경우에는 똥을 눌 때 질 안으로 자신의 손가락을 삽입하여 질벽을 직장 쪽으로 눌러주어야만 배변할 수 있는 경우도 있다. 직장류가 있을 때는 똥을 시원스레 누기 힘든 것뿐만 아니라 똥을 누고 난 이후에도 똥을 누지 않은 것처럼 뒤가 무직한 증상을 호소하게 되는데 물론 이는 주머니처럼 불룩 솟은 직장류 안에 여전히 똥이 남아 있기 때문이다.

지금까지 대장 통과 시간 검사 및 배변 조영술에 대해 간략히 살펴봤다. 일반인이라 할지라도 이해하는 데 있어 전혀 어렵지 않을 뿐더러 똥을 누는 메커니즘을 이해하는 데 있어서도 유용하겠다 싶어 소개했다. 하지만 보다 큰 목적은 변비를 일으키는 원인 및 진단 방법이 다양하다는 것을 강조하기 위해서이다. 변비의 진단 방법이나 치료에 관한 한 전문가에게 맡기더라도 꼭 하나만은 기억하자. 변비를 치료하기 위해서는 반드시 원인이 규명되어야 한다는 것을. 변비를 일으킨 원인도 모른 채 약을 복용하고 나름대로 온갖 노력을 기울이는 것은 자칫 위험할 수도 있음을.

손가락으로 달을 가리키며 저기 떠 있는 달을 보라고 했더니만 가리키는 달은 안 보고 손가락만 뚫어져라 바라보더란 얘기가 있다. 변비는 손가락일까, 아니면 달일까? 변비는 달을 가리키는 손가락이다.

 백제의 성충은 백척간두의 위기에서 나라를 구할 수 있는 충언을 했다는 이유만으로 목숨을 잃었다. 궁녀들과 주색에 빠져 더 이상 백성을 안중에 두지 않는 의자왕의 잘못된 정치를 지적하다 옥에서 굶어 죽은 것이다. 백제의 멸망을 바라보며 뒤늦게 통한의 눈물을 흘리며 한 의자왕의 말이 자못 의미심장하다.

 "성충의 말을 듣지 않다가 이 지경에 이르게 된 것이 후회스럽구나!"

 어쩌면 변비라는 '손가락'은 식습관이 규칙적이고 바른지, 수분 섭취는 적당한지, 행여 운동이 부족한 건 아닌지, 지나친 경쟁심과 승부욕에 사로잡혀 항상 긴장한 채 살아가는 건 아닌지, 대장암과 같은 심각한 질환이 몸속에 도사리는 건 아닌지를 우리에게 묻고 있는지도 모른다. 변비는 손가락이지 달이 아닐 터, 변비가 들려주는 얘기에 귀를 기울일 일이지 몹쓸 병이라도 되는 양 홀대하며 무턱대고 다스리고 볼 게 아니다.

 혹여 의자왕과 같이 탄식하며 가슴을 칠 이가 있을까 두렵다.

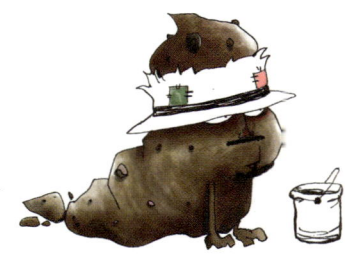

변비 신상명세서

변비 예방 수칙

☐ 식사를 거르지 마라. 살찌는 게 두렵다고? 그렇다면 열량이 낮은 식이 섬유라도 선택하라.

☐ 스트레스를 줄이고 더 많이 사랑하고, 더 많이 웃으라. 영원히 지속되는 고통도 기쁨도 없다. 모든 것은 다 지나가기 마련이다.

☐ 야채와 과일을 가까이 두라.

☐ 평소 물을 많이 마시라. 공짜면 양잿물도 마신다는데 까짓것 물쯤이야, 라는 마음가짐을 가져라.

☐ 규칙적으로 화장실에 가는 습관을 들이고, 똥이 마려우면 지체 없이 화장실로 달려가라.

☐ 똥 마려운 느낌을 무시하면 똥도 화내고 결국엔 해코지한다는 사실을 잊지 마라.

☐ 평소 규칙적인 운동을 해서 근육의 힘을 키우라.

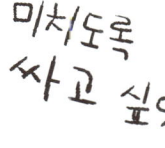

미치도록
싸고 싶었다

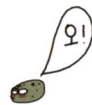

오!

프랑스 의외과는 치루 구멍에서 나왔다

태양왕이라 불리던 루이14세. 5살에 왕위에 올라 칠십 년 넘게 왕좌를 지켰던 절대군주. 베르사유 궁전에 살면서 온 유럽인들의 부러움을 한몸에 받던 왕 중의 왕. 하지만 이런 그라도 질병만큼은 어쩔 수가 없었으니, 그의 고질병 중 하나가 치루였다.

그냥 왕도 아니고 태양왕이라 불리던 이였으니 오죽이나 치료를 잘 받았으려고? 하지만 루이14세의 치루는 좀처럼 낫질 않았고, 결국 그는 수술이라는 극약처방을 선택하게 된다.

진즉에 수술을 받을 것이지, 하며 고개를 갸우뚱할 이들도 많지 싶다. 하지만 그게 그렇지가 않다. 17세기 유럽에는 오늘날 우리가 생각하는 것과 같은 외과 의사가 없었다. 사람들의 수염을 다듬는 이발사가 외과 의사 노릇도 겸하고 있던 시절이었다. 물론 의학에 관한 정규교육 같은 건 꿈도 꿀 수 없었다. 반면에 내과의사들은 대학을 졸업하고 박사학위를 가진 이들도 많았다. 이러니 외과 의사와 내과의사의 사회적 지위는 그야말로 하늘과 땅 차이였다. 의학에 관한 정규 교육도 받지 않은 이발사가 할 수 있는 수술이란 게 뻔하지 않겠는가? 고작 해야 이나 뽑고 상처 소독이나 하고 썩어들어 가는 다리를 톱으로 절단하는 수준이었겠지. 이런 외과 의사에게 왕

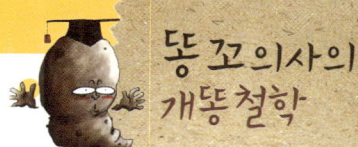

이 몸을 맡긴다? 당시에는 마취제도 없었는데, 그것만으로 루이14세의 고통이 얼마만큼 심각했는지는 짐작되고도 남는다.

태양왕의 수술에는 펠릭스라는 외과 의사가 선택되었다. 태양왕의 몸에 함부로 칼을 댈 수는 없는 노릇이었기에 수술을 앞두고 2개월간 실전 연습이 반복되었다. 대상은 강제로 잡혀온 치루 환자들이었다. 수술받은 환자 중에는 사망하는 이들도 있었다. 그렇게 2개월간 실전 연습을 하며 기술을 쌓게한 후, 왕은 펠릭스에게 치루 수술을 받았다. 다행히 수술은 성공적이었다. 루이14세뿐 아니라 펠릭스에게도 여간 다행스러운 일이 아닐 수 없었다. 수술이 잘못될 경우, 펠릭스에게 닥쳤을 재앙이야 말하면 잔소리이지 싶다. 펠릭스에게는 저택과 함께 엄청난 상금이 주어졌다. 이뿐만이 아니었다. 이 일을 계기로 프랑스 대학에는 외과 강좌가 개설되었고, 왕립외과학회도 창설되었다.

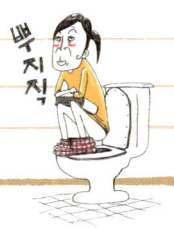

8장 대장이 내시경을 만났을 때

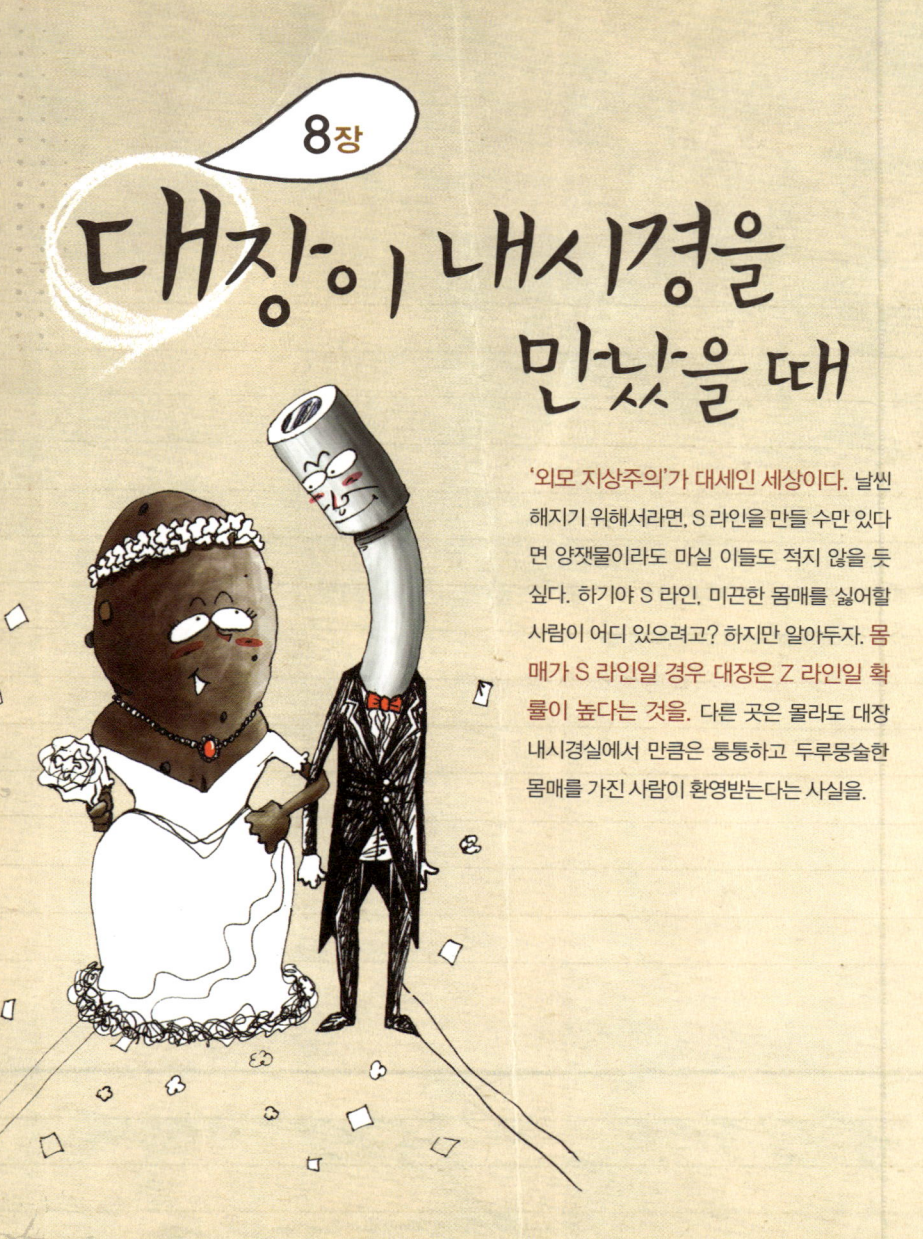

'외모 지상주의'가 대세인 세상이다. 날씬해지기 위해서라면, S 라인을 만들 수만 있다면 양잿물이라도 마실 이들도 적지 않을 듯싶다. 하기야 S 라인, 미끈한 몸매를 싫어할 사람이 어디 있으려고? 하지만 알아두자. 몸매가 S 라인일 경우 대장은 Z 라인일 확률이 높다는 것을. 다른 곳은 몰라도 대장내시경실에서 만큼은 통통하고 두루뭉술한 몸매를 가진 사람이 환영받는다는 사실을.

대장 질환을 가장 빠르게 잡아내는 방법

경제가 발전하면서 사람들이 먹는 음식의 종류도 다양해졌고 섭취하는 양 또한 많아졌다. 식단도 서구화되어 육류나 인스턴트 식품, 정제 가공된 음식을 섭취하는 횟수가 과거에 비해 그야말로 비약적으로 증가했다. 먹을거리가 다양해지고 풍부해졌다는 것은 축복된 일임이 틀림없으나 이로 인해 대장 질환이 나날이 증가하고 있다는 사실만큼은 여간 유감스러운 게 아니다. 대장 질환이 증가하다 보니 그 어느 때보다도 대장 질환에 대한 관심이 높아질 수밖에 없게 되었는데, 이는 일반인이나 의사 모두에게 해당된다고 할 수 있다. 그렇다면 대장 질환을 가장 빠르고 정확하게 잡아내는 진단 방법은 무엇일까? 바로 대장 내시경 검사다. 대장 내시경 검사는 대장 안을 직접 들여다보면서 눈으로 확인하는 검사이니만큼 대장 질환에 관한 한 컴퓨터 단층 촬영을 포함한 그 어떤 검사보다도 정확성이 뛰어난 검사라 할 수 있다. 현재 대장 내시경 검사는 널리 보편화되어 있고 그렇다 보니 일반인들도 대장 내시경 검사에 관해 웬만한 상식쯤은 훤히 알고 있다. 하지만 대장 내시경 검사의 필요성에 대해서는 여전히 인식이 부족하고, 대장 내시경 검사에 대한 잘못된 오해나 편견을 가지고 있는 이들도 꽤 많다.

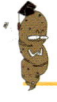 **대장 내시경 검사를 필요로 하는 경우**

대장 내시경 검사는 지름이 약 12mm인 내시경을 항문부터 대장이 시작되는 회맹부까지 삽입해 대장 전체를 상세하게 관찰하는 검사를 말한다. 우선 대장 내시경 검사를 필요로 하는 경우부터 살펴보자.

● 대장 내시경 검사를 받아본 경험이 없는 40세 이상의 성인이라면 누구나

대장암을 위시해서 거의 모든 암의 발생 위험 인자 중 단연 으뜸이 되는 것은 '나이'다. 나이가 들수록 대장암이나 기타 대장 질환에 걸릴 확률은 그만큼 높아질 수밖에 없다.

● 똥이 가늘거나, 똥을 눠도 시원하기는커녕 뒤가 무지근한 경우

이런 증상들은 대장암이나 염증성 장질환이 있을 경우 자주 나타나는 증상들인데 많은 환자가 병이 꽤 진행되고 난 후에야 병원을 찾는 경우가 많다. 소개한 것과 같은 증상이 나타나면 그러려니 하면서 차일피일 미루지 말고 당장 병원에 가서 진찰을 받아보는 것이 좋다.

● 똥에 피가 섞여 나오거나 변기에 피가 비치는 경우

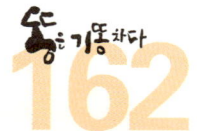

피의 색깔이니 양이니 하는 것들일랑은 따지지 말고 무조건 병원에서 진찰을 받아보는것이 바람직하다. 똥에 피가 섞여 나오는 질환은 치질만 있는 것이 아니다.

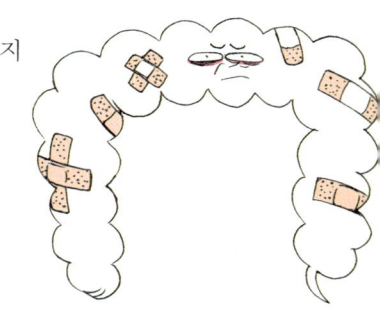

● 건강 검진상 대변 잠혈 검사에서 양성을 보이는 경우

건강 검진을 받아보면 대변 잠혈 검사란 항목이 있는데 이는 똥에 시약을 처리해서 똥 속에 피가 섞여 있는지의 유무를 가리는 검사를 말한다. 우리 눈으로 확인은 되지 않더라도 똥 속에 피가 섞여 나올 수 있기 때문에 시행하는 검사다.

● 변비나 설사, 복통이 지속되거나 배변 습관에 변화가 생긴 경우

변비나 설사가 일시적인 증상에서 그치지 않고 반복적으로 이어지거나 개인의 배변 특성에 갑작스러운 변화가 생길 경우 대장 내시경 검사를 해보는 것이 좋다.

● 직계 가족 가운데 대장암 환자가 있는 경우

대장암이나 궤양성 대장염과 같은 염증성 장질환은 유전적인 요인이나 가족력과 연관성이 있는 것으로 알려졌다. 이런 이유로 가족 가운데 대장 질환이 있었거나 현재 있는 사람은 서둘러 대장 내시경 검사를 받아보는 것이 좋다. 다른 사람들보다 이른 나이에, 자주 검사를 받는 것이 바람직하다. 대장암 대부분은 선종이 변해서 발생하게 되며 선종이 대장암으로 변하기까

지는 보통 5~10년 정도의 시간이 소요되는 것으로 알려졌다. 따라서 자주 대장 내시경 검사를 받아 보는 것만으로도 대장암을 예방할 수 있는 방법이 되겠다.

● 직계 가족 가운데 가족성 용종증이나 유전성 비용종성 대장암 환자가 있는 경우

이런 경우에는 가족 모두가 20세만 넘으면 매년 한 차례 이상 검사를 받아보는 것이 좋다.

● 대장암 수술을 받은 환자

대장암을 비롯한 모든 암은 수술 후 국소 재발의 위험이 항시 도사리고 있기 때문에 자주 검사를 받아보는 것이 바람직하다.

● 대장 용종을 절제한 후

떼어낸 대장 용종의 종류에 따라 검사를 받는 시기는 다소 차이가 있을 수 있으나 보통 용종을 떼어낸 후 1년 정도 경과한 후에 검사를 받아보는 것이 좋다. 떼어난 자리에서 용종이 다시 자라지는 않았는지 확인하는 것도 중요하다. 용종이 있었던 사람들의 경우, 용종이 없는 사람보다는 더 빈번히 용종이 생기는 경향이 있기 때문이다.

● 대장 내시경 검사 후

대장 내시경 검사 결과, 정상인 경우에는 자주 검사를 받을 필요까지는 없고 4~5년에 한 번씩 검사를 받아보면 된다.

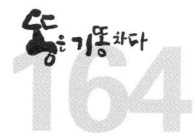

● 국립암센터의 대장암 검진 권고안

		검사 방법	시작 연령	검사 주기
가족력	부모, 형제가 암인 경우 암 발생 연령이 55세 이하	대장 내시경	40세	5년 주기
	부모, 형제가 암인 경우 암 발생 연령이 55세 이상	대장 내시경	50세	5년 주기
용종의 병력	증식성 용종	대장 내시경	절제 후 3년	

	선종성 용종
	  1cm 미만
	  1cm 이상 혹은 다발성
		대장 내시경	절제 후 1년	

염증성 장질환	좌측 대장에 국한	대장 내시경	발병 15년	매 1~2년
	대장 전체에 병변	대장 내시경	발병 8년	매 1~2년
유전성 암	가족성 용종증의 가족력	에스결장 내시경	12세	매 1~2년
	선천성 비용종증의 가족력	대장 내시경	21~40세	매 2년

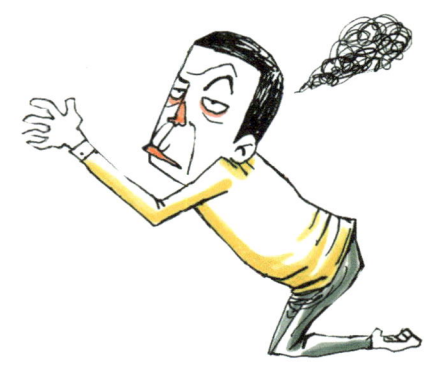

쉽지만은 않다, 대장 내시경

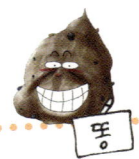

마시는 게 고역, 세정액

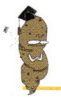

대장 내시경 검사 자체보다 장 세정액을 마시기는 게 고역이어서 두 번 다시는 검사를 받지 않겠다고 말하는 이들이 꽤 많다. 그럴 만도 하다. 밤잠을 설쳐가며 화장실을 들락거려야 할 뿐만 아니라 비위가 상하는 세정액을 무려 4리터나 마셔야 하니 누가 되었든 고개를 절레절레 흔들 만도 하다.

하지만 잠시만 다른 방향에서 생각해보자. 하룻밤의 고생으로 대장암을 예방할 수 있는 것이라면 그 정도쯤이야 얼마든지 감내할 수 있지 않을까? 비위가 상해 당장에라도 세정액 마시기를 중단하고 예약된 대장 내시경 검사를 취소하고픈 마음이 굴뚝같거들랑 잠시 눈을 감고 대장암 환자를 떠올려보라. 세정액 4리터가 대수겠는가? 4리터니, 뭐니 하며 구시렁대지 않을 테니까 좀 더 먹기 편한 세정액을 달라며 불만을 토로하는 사람들도 많다. 의사가 마시는 것도 아니고 그저 세정액을 바꿔주기만 하면 그만인데 의사로서도 불만을 토로하는 이들과 굳이 실랑이를 벌이며 다툴 이유는 없다. 하지만 검사를 받는 사람이 원하는 대로, 먹기 편한 세정액만 처방하는 의사는 없다. 왜일까? 그럴만한 이유가 있지 않을까?

장 세정액을 만드는 회사와 세정액의 이름만 다양할 뿐이지 장 세정액은 두 종류로 구분된다. 하나는 분말을 4리터의 물이나 음료수에 타서 마시는 등장성 세정액이고 다른 하나는 90mL 용기에 든 약물을 두 번에 나누어 마신 후 맹물 20컵 정도를 마시는 삼투성 완화제다. 물론 대부분 사람들은 전자보다는 후자를 선호한다. 맹물 4리터를 마시기도 힘든데, 비위가 상하는 가루약까지 타서 마시자면 이게 그야말로 장난이 아니다. 그렇다 보니 대부분 사람들은 등장성 세정액보다는 삼투성 완화제를 선호하게 된다. 삼투성 완화제는 고작 90mL밖에 되지 않을뿐더러 이후부터는 맹물만 마시면 되니 누군들 삼투성 완화제를 마시려 하지 않겠는가? 하지만 장 세정액이라고 해서 취향에 맞는 대로 무분별하게 마시는 것은 대단히 위험한 일이다.

마시기 편한 삼투성 완화제는 장 안의 삼투압을 높여 주변으로부터 수분을 흡수해서 설사를 유도한다. 그런데 장 안에 있는 수분만 흡수하는 것이 아니라 장 밖에 있는 수분도 흡수한다는 데 문제점이 있다. 이렇게 되면 저혈압이나 탈수뿐만 아니라 전해질 균형이 깨져 자칫하면 생명에 위협이 될 수도 있다. 그뿐만 아니라 대장에도 심각한 영향을 끼칠 수 있다. 대장은 소장이나 다른 위장관에 비해 상대적으로 혈액 공급이 적은데, 삼투성 완화제로 인해 수분을 빼앗기게 되면 대장으로 가는 혈관이 수축되어 일시적으로 피가 부족한 현상이 초래될 수 있다. 가뜩이나 혈액 공급이 원활하지 않은 마당에 혈관수축으로 인해 공급되는 혈액마저 줄어들게 된다면? 허혈성 대장염과 같은 심각한 상황이 초래될 수 있다. 하나 더, 나이 든 분들에 대해 생각해보자. 노인은 젊은이에 비해 동맥경화가 있을 확률이 상대적으로 높다. 젊은 사람들에 비해 혈관이 좁아져 있을 공산이 크다는 얘기다. 그러잖아도 혈관이 수축해서 혈액량이 줄어들었는데 설상가상으로 동맥경화까지 가지고 있다면 위험성이 그만큼 더 증가할 것은 불을 보듯 뻔하다. 대부분 병원에서 60세 이상의 노인에게 삼투성 완화제를 권장하지 않는 것도 바로 이런 이유 때문이다. 삼투성 완화제와는 달리 등장성 세정액은 장 안에 있는 수분만 대장 밖으로 배출되게끔 하기 때문에 비교적 안전하다고 할 수 있다.

오른쪽 사진은 갑작스레 발생한 복통 및 혈변으로 병원에 온 환자의 대장 내시경 사진이다. 환자는 39세 여자로, 평소 건강했고 대장 내시경 검사를 받기 위해 삼투성 완화제를 복용한 것 외에는 특이사항이 없었다. 이처럼 삼투성 완화제는 건강하고 젊은 사람에게도 허혈성 대장염을 일으킬 수 있다는 점을 유념해야 한다. 이뿐만이 아니다. 삼투성 완화제는 몸 안으로 흡수될 수도 있기 때문에 소아나 신장 기능이 저하된 환자에게는 더욱 주의를 요하는 세정액이다. 장 세정액에 대해 어느 정도 알게 된 만큼 이제 더 이상 먹기 편하다는 이유만으로 삼투성 완화제를 찾아서는 안 될 일이다. 고령자야 말할 것도 없고 젊은이라 할지라도 가능하면 등장성 세정액으로 대장 전처치를 한 후 대장 내시경 검사를 받는 것이 바람직하다 할 수 있겠다.

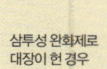

삼투성 완화제로
대장이 헌 경우

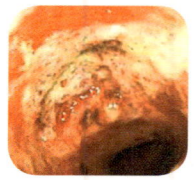

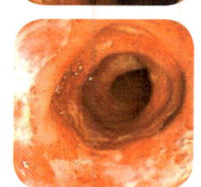

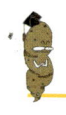 말도 많고 탈도 많은 수면 내시경

대장 내시경 검사를 받음에 있어서 말도 많고 탈도 많은 것이 수면 내시경 검사다. 대부분은 편안하게 별 고통 없이 검사를 받지만 일부 사람들은 도무지 수면이 되지 않는다며 불만을 터뜨리기도 한다. 도대체 왜 이런 해프닝이 벌어지는 걸까? 아무런 고통 없이 검사를 받을 수 있으면 좋을 텐데 그게 뭐 그리 어려운 일이라고 의사는 그런 사소한 부탁 하나 들어주지 못하는 걸까? 대장 내시경을 다루는 의사라면 누가 되었든 이런 문제로 환자와 승강이 아닌 승강이를 벌이게 된다. 고통스럽고 불편한 것을 좋아하거나 즐기는 사람은 없을 터, 수면이 되지 않는 사람들의 불만을 이해하고도 남는다. 하지만 정도가 지나치다 싶을 정도로 막무가내인 사람들을 보면 의사로서 약간 서운하기도 하다.

조선 후기의 한의학자이며 사상의학론을 제창한 이제마는 일찍이 "동일한 증상에 동일한 치료는 가당치도 않다."라고 설파했다. 동일한 병을 앓는다 할지라도 병을 앓고 있는 사람에 따라 예후나 치료 방법은 다를 수밖에 없다는 얘기다. 굳이 이제마 선생님을 들먹이지 않더라도 너무나도 당연한 얘기다. 그게 뭐 어쨌다고 갑자기 뚱딴지 같은 소리를? 똑같은 용량의 약물이 주입되어도 사람에 따라 나타나는 반응은 천차만별일 수 있다는 얘기다. 이에 대해 고개를 갸우뚱하며 반론을 제시할 사람은 없을 것 같다. 그런데 이런 걸 안다 하면서 왜 자신만 수면이 안 됐느냐며 난리법석을 떠는 것인지, 그게 의사로서 의아하다는 것이다. 수면이 덜 된 사람에게 약의 용량을 늘리는 것은 의사로선 전혀 어렵지 않다. 하지만 모든 약물에는 엄연히 적정량이란 게 있다. 수면이 덜 된다는 이유만으로 마구 약물의 용량을 늘릴 수는 없다. 생명에 위협이 될 수도 있기 때문이다. 감기가 낫지 않는다는 이유로 갓난아이가 복용하는 약의 용량을 어른 수준으로 높여달라고 떼를 쓰는 엄마는 세상천지에 없다. 무슨 약물이 되었든 사람에게 안전하게 사용할 수 있는 약의 용량은 정해져 있다. 다른 이들은 별다른 불편을 느끼는 일도 없이 코까지 골아가며 편안한 가운데 내시경 검사를 받는데 나만 그렇지 않다면 '아, 내 체질이 그렇구나.' 하고 받아들이는 것이 보다 성숙된 태도란 생각이 든다. 부러 남의 고통을 즐기는 의사는 없다.

언제 내시경 검사가 끝났는지도 모를 정도로 편안한 가운데 검사를 받은 환자가 느닷없이 의사에게 전화를 걸어 따지는 경우도 종종 발생한다.

"의사 양반, 검사를 했으면 뭐라 설명을 해줘야 할 것 아냐?"

수면이 덜 돼도, 수면이 잘 돼도 문제니 대체 어느 장단에 맞춰 춤을 춰야 할지 의사로서도 난감할 때가 많다. 도대체 이런 해프닝이 벌어지는 이유는 뭘까?

수면 내시경 검사를 목적으로 사용되는 약제로는 미다졸람과 프로포폴이 있다. 미다졸람은 중추 신경계에 작용하여 진정, 불안 해소, 최면 효과를 유도하는 약물로서 심혈관계와 호흡계에 미치는 영향이 적기 때문에 비교적 안전한 약제로 알려졌다. 반면 프로포폴은 필요 이상으로 호흡을 억제시킬 수도 있다는 단점이 있는데 이런 이유로 프로포폴보다는 미다졸람이 널리 사용되고 있다. 그렇다면 수면 내시경 검사 시에 가장 많이 사용되고 있는 미다졸람이란 약은 도대체 어떤 효능을 가진 약물일까? 잠잘 때와 같이 아무것도 모르는 상태에서 내시경 검사가 이루어졌으면 하고 바라는 사람들이 많다. 하지만 그건 어디까지나 바람이지 현실은 그렇지가 못하다. 수면 내시경 검사는 환자와 의사가 서로 긴밀히 공조할 때에만 제대로 이루어질 수 있는 검사다. 대장은 환자가 취하는 자세에 따라 모양이 변하기 때문에 대장 내시경 진입이 쉽지 않으면 환자는 의사의 지시에 따라 자세를 바꿀 필요가 있다. 자세를 바꾸지 않고서는 내시경 진입이 불가능한 사람들도 더러 있다. 이런 마당에 환자가 세상 모르고 잠들어 있다면? 물론 검사가 쉽지 않을 것이다. 결국 고통은 느끼지 않되 환자가 깨어 있을 때 검사가 제대로 이루어질 수 있다는 얘긴데, 그게 어디 말처럼 쉬울까? 이와 같은 상황에 적격인 약제가 바로 미다졸람이다. 환자에게 미다졸람을 주사하면 환자는 의사가 묻는 말에 또박또박 대답한다. 집 주소를 물으면 번지수까지 정확히 말할 수 있고 왼쪽으로 돌아누우라고 하면 별 어려움 없이 의사의 지시에 따를 수도 있다. 하지만 검사가 끝나고 나면 환자는 그동안 있었던 일을 기억하지 못하게 된다. 검사를 받는 동안은 고통스러웠을지라도 검사가 끝난 후에는 고통스러웠던 기억을 더 이상 떠올리지 못하게 되는 것이다. 이런 이유로 검사가 끝난 후 의사로부터 자세한 설명을 듣고 의사에게 수고했다는 말까지 건넨 환자가 정작 집에 돌아가서는 병원에서 있었던 일을 새하얗게 잊는 것이고 그러다 보니 병원에 전화해 설명을 듣지 못했다며 따지기까지 하는 등의 소동이 벌어지는 것이다.

대장 내시경은 통증을 동반한다

대장 내시경 검사를 마친 환자가 설명을 듣기 위해 의사 앞에 앉아 있다. 얼굴을 잔뜩 찡그린 채 배를 움켜쥐고는 배가 아프고 불편하다며 불만을 토로한다. 개중에는 뭐가 잘못된 게 아니냐며 미심쩍은 눈빛으로 의사를 바라보는 이도 있다. 검사를 마친 환자는 왜 복통이나 복부 불편감과 같은 증상을 호소하는 것일까?

대장이 하수도관처럼 뻥 뚫려 있는 것으로 아는 이들이 의외로 많은데, 사실은 그렇지가 않다.

사진에서 보는 것처럼 평소 대장은 쪼그라든 상태로 쭈글쭈글한 주름이 잡혀 있다. 이런 상태에서는 도대체 어디가 어딘지 구분조차 어렵고 대장암과 같은 병변이 있어도 놓치기 십상이다. 두 번째 사진은 인위적으로 대장에 공기를 주입한 후 촬영한 사진인데, 이렇게 되어야 내시경 진입이 가능할 뿐만 아니라 미세한 병변까지도 찾아낼 수가 있다. 결국 대장 내시경 검사를 하자면 대장에 공기를 주입해서 대장을 풍선처럼 빵빵하게 부풀려야 한다는 얘긴데 바로 이런 이유로 환자는 검사를 받을 때나 검사를 받고 나서 복통과 같은 불편감을 호소하게 되는 것이다. 대장에 가스가 차게 되면 사람은 복통이나 더부룩함과 같은 불편감을 느끼게 된다. 검사를 위해 인위적으로 주입된 가스는 저절로 흡수되거나 방귀 등을 통해 밖으로 빠지기 때문에 복통이나 복부 불편감과 같은 증상은 검사 후 일정 시간이 지나면 저절로 사라

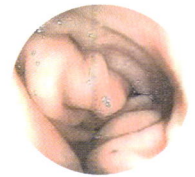

주름 잡힌 내장 – 대장암이나 병변을 놓치기 쉽다

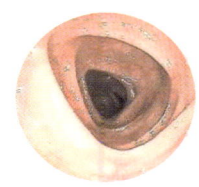

대장 공기 주입 – 미세한 병변까지 잡아낼 수 있다

지게 된다. 대장 내시경 검사 후 나타나는 복통은 주입된 가스로 인한 것임을 알았으니 혹여 검사 중에 뭔가 잘못된 것은 아닌가 하는 걱정일랑 접어두도록 하자. 쓸데없는 걱정 대신 그러려니 하는 마음으로 화장실에 앉아 힘차게 방귀나 뀌도록 하자.

초보 의사가 아닌 경우에야 대장 내시경을 주입하기란 그리 어려운 일이 아니다. 물론 대장 내시경 검사를 시행하기가 쉽다는 말은 아니다. 기실 대장 내시경 검사에 숙달된 의사가 아니라면 대장 전체를 관찰하기란 거의 불가능에 가깝다. 그만큼 까다롭고 의욕만으로는 내시경 진입이 어렵다는 얘기다. 하지만 어느 정도 숙달만 되면 대장 내시경 검사는 그리 까다로운 검사가 아니다. 숙달된 경지에 도달하기까지가 어렵지 일단 도달만 하고 나면 그 이후부터는 별 어려움 없이 수월하게 할 수 있는 검사가 바로 대장 내시경 검사다. 이렇듯 숙달된 의사들이 검사함에도 검사를 받는 내내 아파 죽겠다며 소리를 지르기까지 하는 사람들이 있음을 심심찮게 보게 된다. 그 이유는 뭘까?

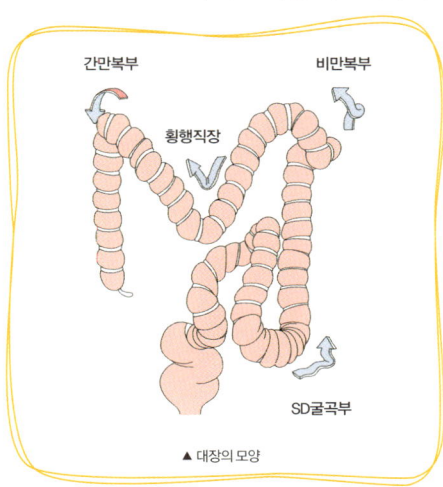

▲ 대장의 모양

좌측의 그림에서 보는 것처럼 대장은 곧은 관이 아니라 이리 꺾이고 저리 꺾인 뒤틀린 모양을 하고 있다. 곧게 뻗은 부위를 통과하는 거야 쉽지만 꺾이고 뒤틀린 부위로 내시경을 넣어 앞으로 나아가기란 결코 만만한 일이 아니다. 이리저리 내시경을 돌려 방향을 찾는 것은 말할 것도 없고 뒤틀리고 꺾인 부분을 곧게 펴야만 대장 전체를 관찰할 수가 있다. 결국 대장 내시경 검사의 난이도를 결정하는 것은 의사의 수기보다는 검사를 받는 사람의 대장 모양새라고 해도 과언이 아니다. 뒤틀림이나 꼬인 정도가 무난한 사람의 경우 별 어려움 없이 채 5분도 걸리지 않아 대장 전체를 관찰할 수가 있다. 하지만 뒤틀리고 꼬인 정도가 심한 사람의 경우에는 어떤 방법으로도 진입할 수 없고 1시간 넘게 용만 쓰다가 포기할 수밖에 없는 경우도 있다.

대장의 뒤틀리고 꼬인 정도는 사람에 따라 다른데 보통 체격의 사람보다는 깡마르거나 지나치게 비만인 경우 그 정도가 심하고 바로 그런 이유로 내시경 검사도 쉽지 않다. 또 깡마른 사람보다는 적당히 살이 찐 사람이 대장 내시경 검사를 받기가 용이하다.

'외모 지상주의'가 대세인 세상이다. 날씬해지기 위해서라면, S 라인을 만들 수만 있다면 양잿물이라도 마실 이들도 적지 않을 듯싶다. 하기야 S 라인, 미끈한 몸매를 싫어할 사람이 어디 있으려고? 하지만 알아두자. 몸매가 S 라인일 경우 대장은 Z 라인일 확률이 높다는 것을. 다른 곳은 몰라도 대장 내시경실에서만큼은 통통하고 두루뭉술한 몸매를 가진 사람이 환영받는다는 사실을.

뒤틀리고 꼬인 정도는 과거에 수술을 받은 사람들에게서 유독 심하고 자주 관찰된다. 수술을 받을 경우, 장이 주변 장기와 유착되는 경향이 많기 때문이다. 이런 면에서 보면 여성이 남성에 비해 불리하다. 여성의 경우 자궁적출술이나 제왕절개술과 같은 수술을 받는 경우가 빈번하기 때문이다. 이래저래 고생이 많다, 여성은.

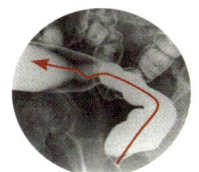

단순한 에스결장 - 대장 내시경 삽입이 쉽다

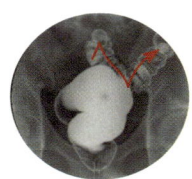

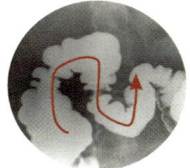

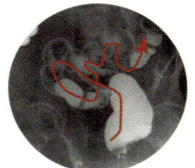

복잡한 에스결장 - 모양이 휘어서 대장 내시경 삽입이 어렵다

좌측은 여러 형태를 한 에스결장을 보여주는 엑스레이 사진이다. 에스결장의 모양새가 첫 번째 사진과 같다면 대장 내시경을 삽입하기란 누워서 식은 죽 먹기다. 물론 검사를 받는 사람으로서도 별다른 고통 없이 수월하게 검사를 받을 수 있을 테고. 하지만 나머지 사진들을 보면 에스결장의 모양새가 만만치 않음을 확인할 수 있다. 이런 경우 검사를 시행하는 의사나 검사를 받는 환자 모두 애를 먹는 건 불을 보듯 뻔하다. 그림에서 보는 것처럼 대장 중에서 가장 뒤틀림이나 꼬임이 심한 곳이 에스결장이다. 이렇다 보니 대장 내시경 검사의 난이도를 결정하는 것이 에스결장의 모양새라고 해도 지나친 말이 아니다.

여성의 경우 제각각 생긴 에스결장이 있는 곳이 하필이면 바로 자궁 근처다. 모양이 제멋대로라 가뜩이나 내시경 진입이 쉽지 않은데 자궁 수술을 한 경우라면 유착이 생겨 에스결장은 더 꼬이고 뒤틀려 있을 게 뻔하다. 이런 이유로 산부인과 수술을 받은 여성의 경우 수술을 받지 않은 여성보다 대장 내시경 검사를 받는 데 있어서 불편함을 더 느낄 수 있다. 불편함을 느끼는 정도에 있어 약간의 차이가 있다는 것이지 수술 여부에 따라 검사를 받는 데 있어 엄청난 차이가 있다는 것은 아니다.

간략히 살펴본 바와 같이 대장 내시경 검사의 쉽고 어려움을 결정하는 것은 대장 모양새라고 할 수 있다. 이런 만큼 30분 넘게 낑낑대며 고군분투하는 의사가 있거들랑 너무 미워하지들 마시라. 의사인들 검사를 빨리 끝내고 쉬고 싶지 않겠는가? 도끼눈을 하고 고래고래 소리를 지르기보다는 넌지시 의사에게 격려의 한마디쯤 날려주시라.

나 역시 의사라고 해서 의사 편을 드는 것은 아니다. 다만 대장 내시경 검사뿐만 아니라 의료라는 이름으로 행해지는 모든 행위가 환자와 의사가 한마음이 될 때 비로소 이루어지는 것이라고 생각하기 때문이다. 의료라고 부르는 모든 행위는 의사만으로도, 그렇다고 환자만으로도 완전해질 수 없다. 둘이 하나가 되어 서로 격려하고 신뢰할 때에만 진정 원하는 목적지에 도달할 수 있다.

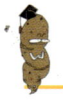 **용종은 한 번에 해결되지 않는다**

"뭐라고요? 용종을 다 제거하지 못했다고요?"
"이런 과정을 한 번 더 거쳐야한다고요?"
"세정액을 마시기가 얼마나 어려운데, 용종을 제거하는 김에 다 제거해 주시지……."

이렇게 불만과 섭섭함을 토로하는 사람들이 많다. 수술을 다시 해야 한다면 누가 되었던들 이와 같은 불만을 표출하지 않겠는가? 하지만 이럴 수밖에 없음에는 그럴 만한 이유가 있으니, 너무 섭섭해하지 마시라. 대장 내시경 검사를 하면서 발견되는 1cm 이하의 작은 용종은 검사 당일 제거해도 별다른 위험이 없다. 하지만 용종이 1cm 이상이면 제거 후 출혈될 위험이 항시 도사리고 있기 때문에 검사 당일에는 함부로 제거할 수 없는 것이 특징이다.

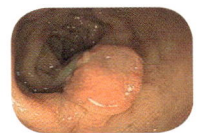
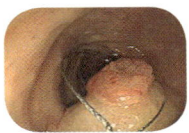
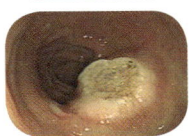
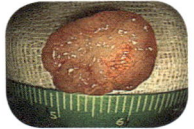

용종 크기가 1cm 이상이면 함부로 제거할 수 없다

용종이 작은 경우에는 겸자로 용종을 뜯어낼 수 있지만 좌측의 사진에서 보는 것처럼 용종이 1cm 이상인 경우에는 단순히 뜯어내는 것이 아니라 용종을 올가미에 씌워 전기로 지져가며 제거하는 과정이 필요하다. 따라서 이런 조작을 위해 혈액 응고 인자가 정상인지, 지혈은 제대로 되는지의 여부를 체크해야만 한다. 혈우병이나 기타 간 질환이 있는 환자에게 이와 같은 용종절제술을 시행했다고 생각해보라. 용종을 제거한 후 지혈이 되지 않아 생명이 위태로운 상황에 빠질 수도 있지 않겠는가? 바로 이런 이유 때문에 용종이 큰 경우에는 환자에게 불편함을 감수시키면서까지 용종 절제술을 다음으로 미룰 수밖에 없다. 충분한 검사 후 안전하게 시술할 수 있다는 판단이 내려진 이후에야 시행하게 되는 것이다.

용종 절제술을 받은 환자는 적어도 하루 동안 병실에 입원해 있어야 하는데 이 또한 수술 후 발생할 수도 있는 출혈 여부를 확인하기 위함이다. 용종 절제술 후 항생제 치료가 필요하다거나 통증이 있어 입원하는 것이 아니다. 검사 당일 용종을 제거하지 않는 것도, 용종을 제거한 후 하루 동안 입원해 있는 것도 모두 환자의 안전을 위해서이다.

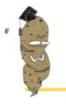

내시경 소독과 세척의 중요성

의료 현장에서 내시경 검사가 차지하는 비중은 엄청나다. 비단 질병을 찾아내는 수준을 넘어 치료에까지 내시경을 사용한 지 오래이며 앞으로도 내시경의 이용 범위는 점차 확대될 것이 자명하다. 내시경 검사는 대학 병원뿐만 아니라 동네 의원에서도 흔히 시행하는 검사인만큼 일반화되고 보편화된 검사가 되었다. 내시경 검사가 널리 보급됨에 따라 내시경 세척과 소독에 대한 중요성 및 사회적 관심은 당연히 높아질 수밖에 없다. 다행히도 내시경으로 인한 감염은 180만 건 중 1건 정도로 희박한 것으로 알려졌다. 하지만 내시경을 사용하는 빈도가 나날이 증가함에 따라 그만큼 감염 빈도도 증가할 수밖에 없다. 드물다고는 하지만 내시경을 통해 녹농균, 살모넬라균, 헬리코박터균, B형간염 바이러스, C형간염 바이러스, 면역부전 바이러스 등이 감염된 사례가 보고된 바 있다. 설사 감염 사례가 없다 할지라도 다른 사람의 몸에 들어갔던 기구가 내 몸에 들어간다고 생각하면 세척이나 소독 여부를 떠나 누가 되었든 찝찝한 게 사실이다.

내시경은 단순히 들여다보는 기구를 넘어 암과 같은 병변을 직접 건드리고 병변에서 조직을 잘라내기도 하는 기구인만큼 세척 및 소독은 아무리 강조해도 지나치지 않다. 내시경의 소독은 수세법이나 자동 소독법 모두 세척, 소독, 헹굼, 건조 및 보관이라는 5단계를 거치게 되는데, 과정이 번거롭고 소독하는 과정에서 기구가 마모되고 손상될 위험이 있다. 이렇다 보니 소독 과정을 대충 건너뛰거나 등한시할 소지가 다분하다. 물론 의사의 양심을 믿을 수밖에 달리 도리가 없겠지만 검사를 받는 사람 입장으로서 의사나 병원을 감시한다면 내시경으로 인한 감염은 그만큼 더 줄어들 수밖에 없으리란 생각이 든다.

지금까지 대장 내시경 검사에 대해 간략히 살펴봤는데 명화 한 점을 소개하면서 글을 마무리하고자 한다.

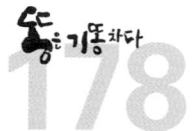

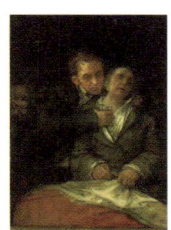

프란시스코 고야
《Francisco Jose de Goyay Lucientes, 1746.3.20~1828.4.16)
「아리에타 박사와의 자화상」

스페인 화가 고야의 〈아리에타 박사와의 자화상〉이라는 작품이다. 그림 아래쪽을 유심히 살펴보면 깨알만 한 크기의 글씨가 적혀 있는 것을 볼 수 있는데 '1819년 말, 중하고 위험한 병에 걸린 73세의 나를 뛰어난 의술과 정성으로 구해준 벗 아리에타에게 감사하며 1820년 고야, 이 그림을 그리다.'라는 내용이다. 적혀 있는 문구로 보아 괴로운 표정으로 앉아 있는 이는 고야 자신이고 그 옆에서 고야를 부축하고 있는 이가 의사 아리에타임을 알 수 있다. 이 그림을 보고 있자면 마음이 아픈 한편 훈훈하기도 하다. 마음이 아픈 이유는 힘겨워하는 환자 때문이고 마음이 훈훈한 것은 두 사람의 우정 때문이다.

고야에게 아리에타라는 '절친'이 있었다면 대장에게는 대장 내시경이라는 '절친'이 있다. 아리에타가 고야의 생명을 지켰듯이 대장 내시경은 대장의 생명을 지킨다.

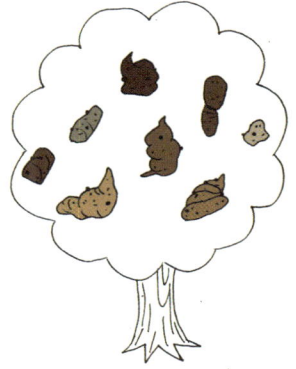

똥을 누며 영웅을 생각하다

나는 변비의 '변'자도 모른다. 아침에 일어나 냉물이 되었든 커피가 되었든 뭐라도 먹기만 하면 바로 신호가 오기에 이내 화장실로 달려가야만 한다. 이렇다 보니 나에게 변비는 그저 남의 얘기일 뿐이다. 화장실에 들어가도 5분을 넘기는 경우란 없다. 변기 위에 걸터앉았는가 싶으면 이내 끝이다.

어느 날, 미국. 나는 화장실에 앉아 곤욕을 치렀다. 급해 죽을 지경인데, 어찌 된 영문인지 시원스레 싸지를 수가 없었다. 환경이 바뀐 탓에 변비가 온 것일까? 처음엔 그러려니 생각하고 대수롭지 않게 여겼는데 계속해서 안간힘을 써도 허사였다. 시간이 지나면서 나는 당최 힘을 써도 힘써지지 않는다는 것을 깨달았다. 밀어내기 한판을 하자면 아랫배에 단단히 힘이 들어가야 하는데, 그게 마음먹은 대로 되질 않는 것이었다. 똥이야 나오지 않을 수 있다 치자. 하지만 힘을 줄 수가 없다니? 의아했다. 황당했다. 뭐가 잘못된 거지?

특별난 거라곤 없는 여느 미국 화장실이었지만 여느 때 사용하던 화장실과는 다른 특이한 점이 하나 있었다. 바로 좌변기가 높아 발뒤꿈치가 지면에 닿질 않는다는 것이다. 발가락만 지면에 닿을 뿐 발뒤꿈치는 허공에 떠있었다. 혹시 이것 때문에?

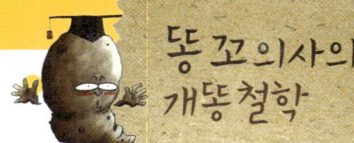

똥꼬의사의 개똥철학

아니나 다를까 엉덩이를 약간 든 후 두 발을 지면에 단단히 밀착시키자, 이내 힘이 들어가면서 상황 종료! 이렇게 간단한 것을.

그런 일이 있은 후 나는 인터넷을 뒤져 두 발이 지면에 밀착되어 있어야 똥을 누기가 수월하다는 논문도 찾아낼 수 있었다.

나는 똥을 누며 알게 되었다. 똥만 누자고 해도 든든한 발판이 있어야 함을. 변기 위에 대롱대롱 매달린 채 하릴없이 힘만 쓰다 새삼 깨닫게 될 것이다. 비빌 언덕 하나 없이 달랑 몸뚱이 하나로 세상을 헤쳐나가는 이들의 버거움과 바로 그런 이들이 진정 이 시대의 영웅이라는 것을.

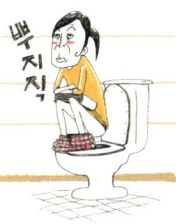

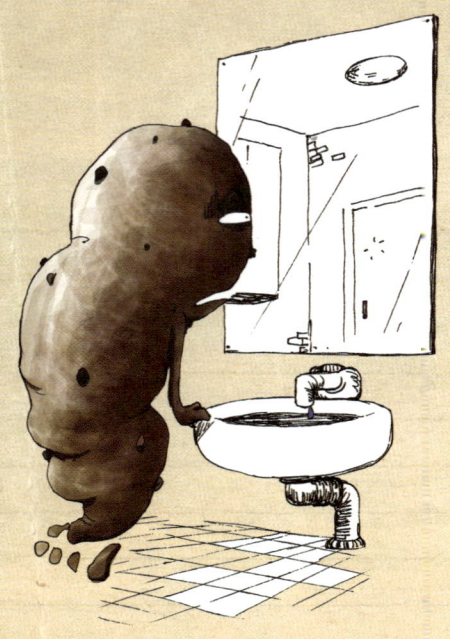

9장
똥은 네가 지난 여름에 한 일을 알고 있다?

똥이 고마운 건 사실이지만 그렇다고 무턱대고 똥만 믿고 방심하다가는 낭패를 보기 십상임을 유념할 필요가 있다. 똥이 만능은 아니라는 사실에 눈살을 찌푸리거나 실망하지는 말자. 똥에게 취약점이 있다면 그 부분은 우리가 감싸주면 되니까. 그렇게 할 때 우리 역시 똥을 사랑하노라고 말할 수 있지 않을까?

똥을 비웃는 자, 용종

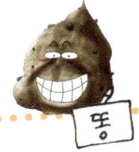

● 똥은 고마운 존재다. 인간의 생명을 지켜주는 든든한 파수꾼이자 전령이다. 대장암, 궤양성 대장염과 같은 염증성 장질환, 치질 등과 같은 질병에 관한 많은 정보를 우리에게 날라다 주기 때문이다. 하지만 이런 똥이라고 해서 만능은 아니다. 똥에도 사각지대가 있다. 똥의 장점이나 유용성 못지않게 똥의 단점이나 취약점을 아는 것 역시 매우 중요하다. 취약점을 알 때 적절한 대처법이 나올 수 있기 때문이다.

도대체 똥의 사각지대는 어디일까? 어떤 놈이 똥의 빈틈없는 감시망을 빠져나갈 수 있는 것일까? 도대체 어떤 놈이 똥을 비웃고 조롱하는 것일까?

바로 용종이란 놈이다. 용종이 있어도 똥은 우리에게 아무런 정보도 주질 못한다. 똥이 이렇듯 감쪽같이 속아 넘어가는 형국이니 용종이 있어도 우리가 그 사실에 대해 전혀 눈치챌 수 없음은 너무도 당연하다. 이제 똥을 조롱하는 용종에 대해 알아보자. 그리고 의기소침해 있는 똥을 위해 우리가 복수해주자.

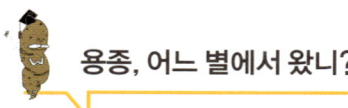
용종, 어느 별에서 왔니?

미운털이 박힌 놈은 뭘 해도 미운 법이다. 그래서일까? 용종이란 놈은 우선 이름부터가 영 마음에 들지 않는다. 내가 용종이란 단어를 처음 접한 건 사극을 통해서다. 중전이 임신하게 되면 상궁이 만면에 미소를 띤 채 "마마, 경하드리옵니다. 용종을 잉태하셨습니다."라고 말하질 않던가? 그런데 대장 용종이라니? 무슨 왕의 아들도 아니고. 아무튼 용종이란 놈, 이래저래 마음에 안 든다.

OECD 국가 중 하나인 우리나라에서 이제는 더 이상 용종이란 단어가 낯설지 않다. 건강에 대한 관심이 높아지면서 용종이란 단어쯤은 웬만한 사람이면 다 안다. 병원을 찾은 환자에게 용종이니 폴립이니 하며 설명을 해도 전혀 낯설어하지 않는다.

용종이란 단어가 생소하지 않음은 건강에 대한 관심이 높아졌기 때문이기도 하지만 그만큼 용종이 흔한 병변이기 때문이기도 하다. 미국 통계에 의하면 50세 이상 미국인 중 30~40%가 대장 용종을 앓고 있다고 한다. 우리나라의 경우도 40% 정도 되는 것으로 보고되고 있다.

용종의 의학적 정의는 점막이 관강 내로 돌출된 병변을 총칭하며, 버섯과 같다 하여 영어로는 폴립(polyp)이라고 한다. 점막이 관강 내로 돌출한 병변은 점막에서 기원한 것과 점막 아래 부위에서 기원한 병변으로 나눌 수 있는데 일반적으로 점막에서 기원하여 돌출된 병변을 용종이라고 표현하고 있다. 그냥 혹이라고 부르면 알아듣기 쉬운 것을 뭐가 이리도 복잡하고 어려

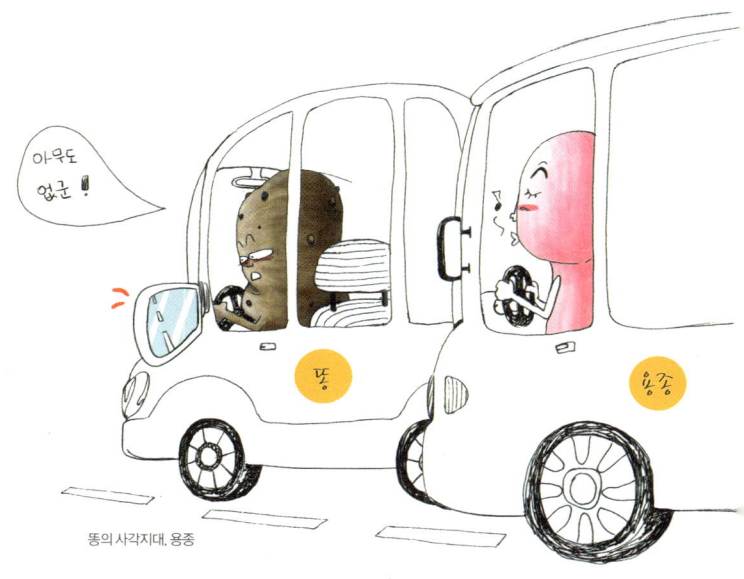

똥의 사각지대, 용종

운 건지 모르겠다. '대장 용종' 하면 대장에 생긴 혹이라 생각하면 이해가 빠를 것이다.

    용종은 유경형 용종과 무경형 용종으로 나누어지는데, 줄기가 있는 모양이라 하여 유경형(有莖形), 줄기가 없다 하여 무경형(無莖形)이라 부른다. '줄기가 있는 혹' 하면 쉬울 것을, 굳이 어려운 이름을 갖다 붙여 부르는 이유 또한 의사인 나도 모르겠다.

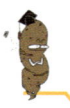 ## 용종의 생김새

선인장 사진을 보면 줄기가 있고 머리 부분이 있다. 이처럼 생긴 용종을 줄기가 있다 하여 '유경형 용종'이라 부른다.

선인장 중에는 줄기가 없는 선인장도 있는데 이와 같이 생긴 용종을 '무경형 용종'이라 부른다. 무경형 용종은 오른쪽 사진과 같이 달랑 하나가 외로운 섬처럼 있는 형태도 있고, 넓게 옆으로 퍼진 형태도 있다. 그렇다면 내시경으로 올가미를 씌워 제거하기 수월한 용종은 뭘까? 모양만 봐도 단번에 알 수 있다. 당연히 줄기가 있는 유경형 용종이 제거하기 쉬우면서도 안전하다. 옆으로 넓게 퍼진 무경형 용종은 제거하기도 만만찮을 뿐더러 제거하는 과정에서 대장에 구멍이 뚫릴 위험성도 있다.

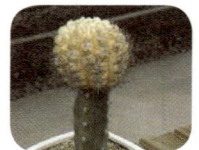
유경형 용종을 닮은 선인장

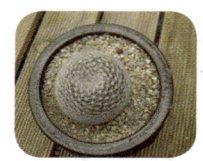

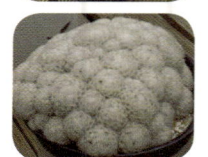
무경형 용종을 닮은 선인장

선인장으로 기본기도 다졌겠다, 이제 용종의 실제 모양을 살펴보자. 다음 사진에서 보는 것처럼 용종의 모양은 천차만별이다. 볼록 솟은 놈, 옆으로 퍼진 놈, 가느다란 줄기를 가진 놈까지 가지가지다. 용종의 생김새는 제각각이지만 성격만큼은 하나같이 온순하기 그지없다. 좀 설쳐대야 눈치라도 챌 수 있을 텐데 워낙 온순하고 조용하다 보니 우리 몸 안에 있어도 알 길이 없다. 용종으로 인해 대장이 막히거나 출혈이 되는 일 또한 극히 드물다. 이렇다 보니 용종을 보았거나, 용종을 온몸으로 훑으며 지나쳐온 똥이라 할지라도 우리에게 아무런 정보도 줄 수가 없다. 똥으로는 용종의 유무를 파악하기 어렵다는 얘기다.

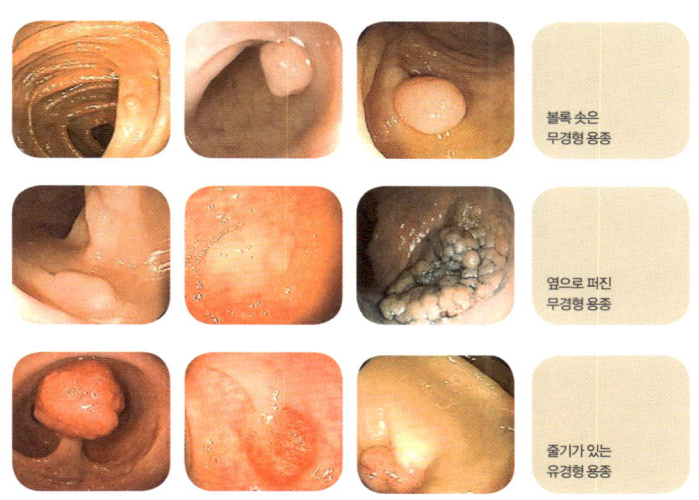

볼록 솟은
무경형 용종

옆으로 퍼진
무경형 용종

줄기가 있는
유경형 용종

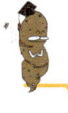

대장암과 용종

용종과는 달리 대장암은 똥의 감시망을 피하기가 어려운데, 실제 대장암의 모양을 용종과 비교해보면 이해하기 쉽다.

    대장암을 살펴보면 언뜻 보기에도 용종과는 달리 난폭하고 무자비하고 잔인하게 생겼다. 피를 흘리고, 마구잡이로 자라서는 대장을 거의 막고 있다. 이렇다 보니 용종과는 달리 대장암이 있을 때는 똥에 피가 섞여 나오게 되고 똥의 굵기도 가늘어질 수밖에 없다.

용종은 대장암과는 모양새도 다르고 성격 또한 온순해서 똥으로는 용종의 유무를 알 길이 없다. 그렇다면 똥이 놓친 용종을 무슨 수로 찾을 수 있을까? 똥이 놓친 정보는 결국 대장 내시경 검사를 통해 찾아낼 수밖에 없다.

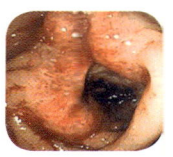
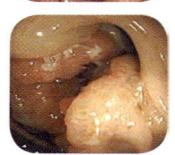

대장암

어느 날 48세 남자가 건강 검진을 목적으로 내가 일하는 병원을 찾았다. 똥의 색깔이나 굵기, 배변 습관의 변화는 전혀 없었고 그저 아내가 하도 검진을 받아보라고 성화이기에 병원을 찾은 것이다. 검사 결과 아내에게 두고두고 고마워해야 할 일이 발생했다. 그의 대장 안에서 10개의 용종이 발견된 것이다. 대장 내시경으로 용종을 제거한 결과, 8개는 나중에 대장암으로 발전할 가능성이 많은 선종이었고 나머지 2개는 이미 대장암으로 변신을 마친 용종이었다.

조직 검사 결과 다행스럽게도 암 세포는 용종의 머리 부분 중 일부분에서만 발견되었다. 이해를 돕기 위해 선인장으로 살펴보면 선인장 전체가 용종의 머리라 치면 선인장 맨 위의 빨간 부분이 바로 암 세포가 발견된 부위를 의미한다. 그러니까 암 세포는 용종의 머리 중 끄트머리 일부분에서만 발견된 것이다. 용종의 줄기나 다른 부위에서 암 세포는 일절 발견되지 않았다.

이런 이유로 남자는 대장 내시경을 통해 간단히 용종 절제술만 받고 퇴원할 수 있었다. 물론 다른 암처럼 복부를 가르는 개복 수술을 받을 필요도 없었고 항암 주사를 맞거나 항암제를 복용할 이유 또한 없었다. 이 남자가 6개월이나 1년만 늦게 대장 내시경 검사를 받았더라면

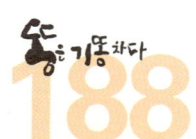

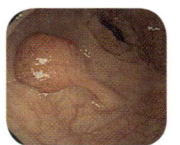 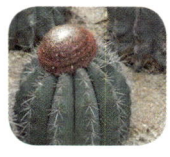 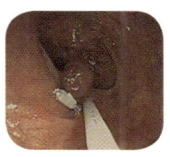

일부에서 암 세포가 발견된 용종

선인장 전체를 용종으로 보면 위의 빨간 부분이 암 세포가 발견된 부위다

용종 절제 시술 장면

분명히 지금과는 백팔십도 다른 운명의 삶을 살아가야 했을 것이다. 그뿐만이 아니다. 그의 가족 또한 힘겨운 삶을 살아야 했을 것이다.

살펴본 바와 같이 대장 용종은 똥으로는 존재 여부를 짐작하거나 파악하기 어렵다. 용종으로 인한 증세 또한 없기 때문에 대장 내시경 검사를 통해 정기적인 검사를 받아보는 수밖에 달리 방법이 없다. 귀찮아할 일이 아니다. 자신은 물론 아내와 아이들의 운명이 걸려 있을 수도 있기에.

원인을 알 수 없는 빈혈

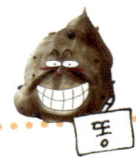

● 대장암 환자의 대부분은 항문 출혈이 있거나 똥의 굵기가 가늘다. 하지만 암이 대장의 어느 부위에 생겼는가에 따라 얘기는 사뭇 달라진다. 똥의 출구인 항문과 가까운 직장이나 에스결장에 암이 생길 경우 똥에 피가 섞여 나오거나 똥의 굵기가 가늘어질 가능성은 매우 크다. 하지만 항문과 멀리 떨어져 있는 우측 대장에 암이 생길 경우에는 문제가 달라진다.

우측 대장에서 암이 자라 대장의 일부분을 막고 있다 하더라도 암 사이를 비집고 나오느라 가늘어진 똥은 먼 거리를 여행하는 동안 합쳐져서 정작 항문을 통해 나올 때는 똥의 굵기가 정상과 다름없어진다.

이뿐만 아니라 우측 대장의 출발지인 맹장은 대장 중 가장 크고 공간이 넓어서 암이 웬만큼 자라서는 똥의 굵기에 전혀 변화가 없다. 또한 우측 대장에 암이 있을 때는 출혈이 있더라도 똥 색깔에는 변화가 없는 경우가 많다. 우측 대장암에서 출혈이 있더라도 긴 대장을 거쳐 오는 동안 똥 속에 피가 파묻혀버리기 때문이다.

대부분 사람들이 '빈혈' 하면 먼저 떠올리는 것이 철결핍성 빈혈이지 싶다. 이렇다 보니 원인을 찾지도 않은 채 철분제제를 복용하는 사람들도 상당히 많다. 하지만 이는 매우 위험한 발상이다.

우측 대장암에서 출혈이 될 때는 장기간 출혈이 되더라도 발견하기가 쉽지 않아 빈혈이 초래될 수 있기 때문이다. 빈혈 하면 무턱대고 철결핍성 빈혈이겠거니 지레짐작하지 말고 우측 대장암도 염두에 두어야만 한다.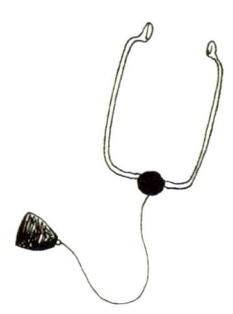

방귀 때문에 이혼을?

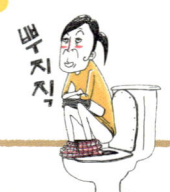

여기서도 뽕, 저기서도 뽕뽕, 피시식, 부르륵……. 난리다. 검사를 받느라 주입된 가스가 여기저기서 터져나오는 소리다. 그러나 누구 하나 얼굴을 찌푸리거나 부끄러워하지 않는다. 누가 되었든 격식을 차리지 않고 체면치레를 하지 않아 좋다. 너와 내가 꾸밈없이 인간 본연의 모습으로 돌아가는 곳, 대장내시경실 정경이다.

간혹 남편의 방귀 때문에 이혼이라도 해야겠다며 남편의 손을 이끌고 병원을 찾는 이들이 있다. 황혼 이혼이 많다더니, 이젠 별것이 다 이혼 사유가 되는가 보다. 뭐라더라? 그래, 남편의 방귀 냄새가 생선 썩는 냄새보다 더 지독하단다. 물론 말이 그렇지, 실은 남편에게 몹쓸 대장 질환이 생긴 건 아닌가 하는 걱정에서 병원을 찾게 된 것이다. 검사 결과 아무런 문제가 없으면, 언제 그런 불평을 했느냐는 듯 시치미를 뚝 떼고는 만면에 미소를 띤 채 남편의 손을 꼭 잡고 진료실을 나간다. 방귀는 그저 핑계였던 것이다.

방귀 때문에 이혼이라……? 외과 의사에게는 씨도 안 먹히는 소리다. 외과 의사의 마음을 가장 푸근하게 해주는 소리가 뭔지 아는가? 모차르트? 아니, 바로 '가죽 피리' 소리다. 가죽 피리도 있어? '우씨!' 방귀 말이다. 외과 의사는 환자의 방귀 소리를 듣지 못하면 잠도 제대로 자지 못한다. 몇 날 며칠을 초조해하며 가슴을 졸인다. 방귀, 방귀, 방귀, 오로지 방귀 생각뿐이다.

외과 의사들, 골 때리는 인간들이라고? 아니다. 외과 의사만 그런 게 아니라니까. 회진을 돌다 보면 가끔 병상에서 '뽕' 하는 소리가 들릴 때가 있다. 의사 선생님이 회진 도는데 누가 예의 없이? 천만에. 어디 이 장면에 등장하는 인물들의 반응을 살펴볼까나.

우선 방귀 뀐 환자부터. "원장님, 들으셨죠? 제가 뀐 겁니다."

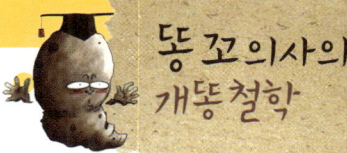
똥꼬의사의 개똥철학

결례를 범한사람치고는 너무나 당당하다. 엄청난 곡을 소화해낸 연주가라도 되는 양 스스로 대견해하며 떠들어댄다.

그럼, 회진을 돌던 의사의 반응은? 얼굴 가득 웃음이다. 아니 당장에라도 달려가 얼싸안고 입을 맞추기라도 할 태세다. 방귀 뀐 환자보다 더 시원해하는 것 같아 오히려 방귀 뀐 이가 무안해할 지경이다.

다음, 관중의 반응을 보자. "아이고, 축하합니다. 이제 고생 끝입니다."

같은 병실에 누워 있던 환자들이 축하의 인사를 건네기에 정신이 없다. 연주자에게 보내는 관중의 태도 역시 훌륭하다. 교양이 가득하다.

보셨는가? 방귀를 오매불망 그리워하는 이들이 한둘이 아니라니까.

방귀 냄새가 구린 건 대장 안에 존재하는 웰치균과 같은 세균이 단백질을 분해하면서 생기는 황화수소나 암모니아, 인돌, 스카톨과 같은 성분 때문이다. 고기나 생선 같은 동물성 단백질을 많이 섭취하게 되면 대장 질환이 없더라도 악취가 나는 가스가 많이 만들어지기 때문에 방귀 냄새가 구린 것이다. 이왕이면 방귀 냄새가 향기로웠으면 좋겠다고? 천만에, 모르는 소리다. 방귀 냄새가 향기롭다고 가정해 봐라. 서로들 더 향기로운 방귀를 만든답시고 다이어트다 뭐다, 얼마나 난리들을 칠 것인가? 향기로운 방귀를 만들어준다는 음식, 요가, 치료기……. 아, 세상은 또 얼마나 시끄러워질 것인가? 생각만으로도 머리가 지끈거린다.

"소리가 나지 않는 것은 방귀가 아닙니다. 물론 구리지 않은 것도 방귀가 아닙니다."
써놓고 보니 무슨 광고 문구 같기도 하고? 어쨌든, 이만 끝.

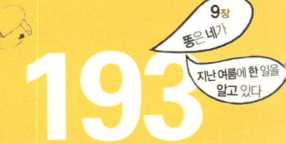

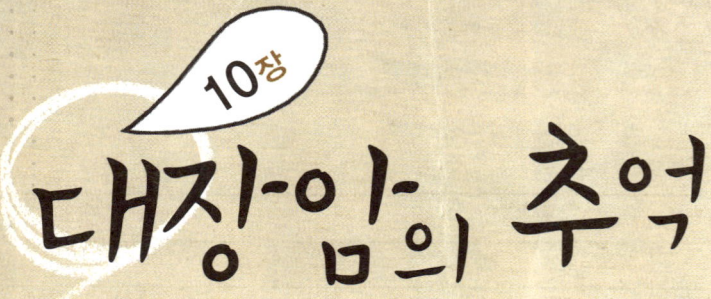

10장 대장암의 추억

미치도록 싸고 싶었다.

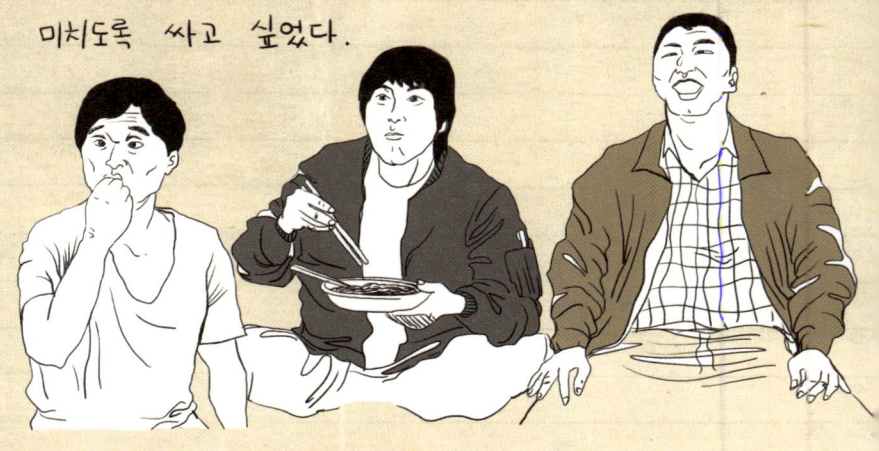

누구도 암에서 벗어날 수는 없다. 의사인 나 역시 마찬가지다. 금연을 하면 폐암에 걸릴 가능성이 낮아지고 채식 위주의 식단으로 대장암을 예방할 수는 있지만, 반드시 그런 것은 아니다. 흡연을 전혀 하지 않는 사람도 폐암에 걸릴 수 있고, 채식만 하는 사람도 얼마든지 대장암에 걸릴 수 있다. 암이란 놈은 일정한 룰을 따르지 않는다는 것, 어쩌면 그것이야말로 우리가 암을 두려워하는 진짜 이유인지도 모르겠다.

대장암
그는 누구인가?

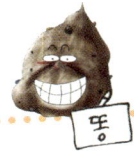

● 현대 의학도 암을 백 퍼센트 예방할 수 있는 똑 부러지는 방법 같은 건 제시하지 못한다. 금연하고, 육류 섭취를 줄이고, 술을 적게 마시고, 규칙적으로 운동하고 노력하면서 나머지는 운명에 맡기는 수밖에 없다. 씁쓸한 사실이지만 그것이 인간 누구나가 처한 현실이자 조건이다. 하지만 그렇다고 너무 우울해하지는 말자. 희소식도 있으니까! 다른 암은 몰라도 대장암만큼은 얼마든지 예방할 수 있다. 대장암의 특성에 대해 알아두기만 하면 적어도 대장암으로 생명을 잃을 위험은 거의 없다고 해도 과언이 아니다.

대장암은 약간의 수고만 들이면 얼마든지 예방 가능한 암이다. 그러니만큼 대장암에 대해 자세히 알아보고 대장암으로부터 자유로워지자. 대장암을 얘기하기에 앞서 우선 한국인의 사망 원인부터 살펴보자.

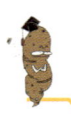 ## 한국인의 사망 원인

2008년 통계청 자료에 의하면 총 사망자 수는 24만 6천 명으로 전년 대비 1천2백 명이 증가했다. 사망 원인을 순위별로 보면 악성신생물(암)이 가장 많았고 그 뒤를 이어 뇌혈관 질환, 심장 질환, 자살, 당뇨병, 만성하기도 질환, 교통사고, 간질환, 폐렴, 고혈압성 질환순이었다. 우리나라 사람의 귀중한 생명을 앗아가는 주범은 다름 아닌 암이다. 총 사망자 24만 6천 명 중 암으로 사망하는 사람은 6만 5천 명에 이르는 것으로 나타났는데, 이는 하루 179명이 암으로 사망했다는 얘기다. 전체 사망 원인 중 암이 차지하는 비율은 자그마치 26.7%에 달한다. 어마어마한 수치다. 무시무시한 통계다.

그렇다면, 전체 암 중 대장암이 차지하는 비율은 얼마나 될까? 서양에서는 암 중에서 두 번째로 흔한 암이 대장암으로, 전체 암 중 15%를 차지한다.

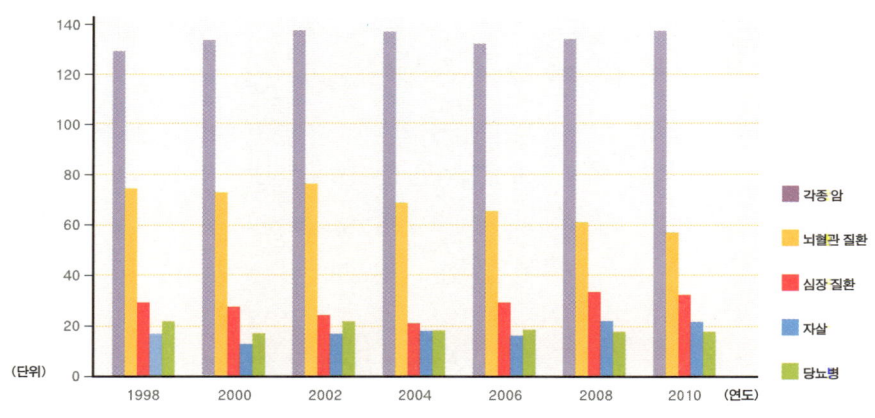

최근 주요 사망 원인별 사망률 변화

● 대장암이란

　대장암은 결장과 직장에 생기는 악성 종양을 말한다. 생기는 위치에 따라 결장에 생기는 암을 결장암, 직장에 생기는 암을 직장암이라 일컬으며 이들을 통칭하여 대장암이라 한다.

● 대장암의 발생률은?

　전체 암 중 대장암이 차지하는 비율은 얼마나 될까? 위암, 폐암에 이어 3위를 차지한다. 몇 년 전까지만 해도 간암이 3위, 대장암이 4위였는데, 현재는 대장암이 간암을 추월하여 3위를 차지할 만큼 대장암의 발생 빈도가 증가했다. 전체 암 중, 대장암이 차지하는 비율은 3위이지만 아래 그래프에서 보는 것처럼 매해 눈에 띌 정도로 대장암의 발생률이 증가하고 있다는 사실에 주목할 필요가 있다.

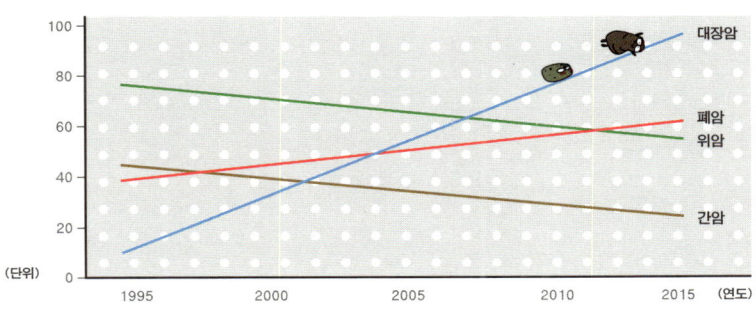

한국의 대장암 발생률

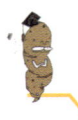 **대장암의 모든 것**

● **대장암 발병의 위험 요인은?**

- 50세 이상의 연령 – 모든 암과 마찬가지로 대장암 역시 나이가 증가할수록 흔하게 발생한다.
- 식이 요인
    1) 동물성 지방 또는 포화 지방이 많은 음식
    2) 섬유소가 적은 음식
    3) 인스턴트 식품
    4) 술
- 유전적 요인 – 대장암의 5%는 명확히 유전에 의해 발병하는 것으로 밝혀졌으며, 전체 대장암의 약 15~20%는 유전적 소인과 연관성이 있는 것으로 알려져 있다. 이런 이유로 직계 가족 중 대장암 환자가 있는 경우에는 가족 모두가 각별히 신경을 써야만 하고 대장 내시경 검사도 일반인들보다 자주 받아야만 한다.
- 선종성 용종 – 대장암의 95% 이상은 선종성 용종이 시간이 지나면서 암으로 변한 것이다. 선종성 용종은 크기가 클수록(지름 1.0cm 이상), 고등급 이형성증을 보일수록, 융모 성분이 많을수록 암으로 발전할 가능성이 크다고 볼 수 있다.
- 염증성 장질환 – 궤양성 대장염이나 크론병 같은 염증성 장질

환이 있을 경우 대장암 발병 위험은 4~20배 증가하며, 이로 인한 대장암은 일반 대장암보다 20~30년 일찍 발병하는 것으로 알려졌다.

- **대장암의 증상은?**
  - 갑자기 똥을 누기 힘들어지거나 똥을 누는 횟수가 변하는 등, 배변 습관에 변화가 생긴다.
  - 배변 후에도 똥이 남아 있는 것 같은 느낌이 든다.
  - 예전보다 똥의 굵기가 가늘어졌다.
  - 똥에 피가 섞여 나오거나 점액변이 나온다.
  - 복통, 복부 팽만감 등과 같은 복부 불편감이 늘 있다.
  - 체중이 줄거나 근력이 약해졌다.
  - 늘 피로하다.
  - 밥맛이 없고, 먹어도 소화가 잘 되지 않으며 자주 욱지기가 생긴다.
  - 복부에서 비정상적인 덩어리가 만져진다.

- **대장암의 진단 방법은?**
  - 대변 잠혈 반응 검사 - 대변 잠혈 반응 검사는 건강 검진에 기본적으로 포함되어 있는 검사이기에 병원에서 일하다 보면 이에 대해 묻는 사람들을 자주 접하게 된다. 이 검사는 시약을 이용해서 똥 속에 피가 섞여 있는가를 알아보는 검사다. 똥 속에 피가 섞여 있으면 양성, 피가 섞여 있지 않으면 음성으로 판정한다. 그럴듯한 검사처럼 보이지만 단도직입적으로 말하면 이 검사는 그다지 유용한 검사가 아니다. 검사 결

과 양성이라고 해서 반드시 대장암이 있다고 할 수도 없고, 음성이라고 해서 대장암이 없다고 단정적으로 판정할 수도 없기 때문이다. 그저 이런 검사가 있다는 정도로만 알아두자.

- 직장 수지 검사 – 장갑 낀 검지에 윤활제를 바른 후 환자의 항문 안으로 검지를 삽입하여 비정상적인 덩어리나 혹이 만져지는지를 확인하는 검사 방법이다.
- 대장 내시경 검사 – 대장 질환을 진단하는 데 있어 가장 정확하고 신뢰할만한 검사 방법이다.
- 이중 조영 바륨 검사 – 엑스레이에 나타나는 조영제를 이용해서 대장 질환을 찾아내는 검사 방법이다. 크기가 작은 혹은 찾아내기 어렵고 대장 내시경에 비해 정확도가 현저히 떨어진다.
- 전산화 단층 촬영 – 대장암을 찾아내기 위해서라기보다는 대장암이 인접 장기나 간 등으로 전이되었는지의 여부를 판단할 목적으로 이용되는 경우가 많다.

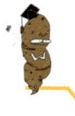

직장 수지 검사

앞서 잠깐 설명한 직장 수지 검사에 대해 부연 설명을 하고 넘어가야겠다. 그만큼 직장 수지 검사가 중요한 검사라는 말도 되거니와 직장 수지 검사를 들여다보고 있자면 현재의 의료 세태에 대해서도 어느 정도 파악할 수 있기 때문이다.

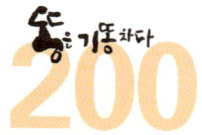

대장암을 진단하는 데 있어서 가장 유용한 검사는 두말할 것도 없이 대장 내시경 검사다. 하지만 대장 내시경 검사보다 더 기본이 되는 검사는 직장 수지 검사라 할 수 있다. 헌데 어찌 된 영문인지 이렇듯 중요한 직장 수지 검사가 환자는 말할 것도 없고 의사로부터도 찬밥 신세니 답답하고 분통 터지는 일이 아닐 수 없다.

직장 수지 검사는 말 그대로 의사가 장갑을 낀 손가락을 환자의 항문으로 삽입하여 혹이나 기타 병변이 만져지는가를 알아보는 진단 방법이다. 항문에서 피가 난다거나, 뒤가 무지근하다거나, 항문 주변이 아프다거나, 하복부 불쾌감과 같은 증상을 호소할 경우 의사라면 반드시 우선하여 시행해야만 하는 검사다.

초음파니 CT니 하는 고가의 검사를 권유하는 의사는 명의 바라보듯 하면서 직장 수지 검사를 할라치면 돌팔이 의사 쳐다보듯 한심스러운 표정을 짓는 환자들이 많다. 전체 대장암 중 직장암이 약 43퍼센트를 차지할 정도로 많은데, 직장암은 항문 끝에서 12cm 이내에 생기는 암을 일컫는다. 무슨 말인가? 전체 대장암의 절반가량이 손가락 끝에서 만져질 수 있다는 얘기다. 이래도 직장 수지 검사를 권유하는 의사를 돌팔이 바라보듯 할 것인가? 물

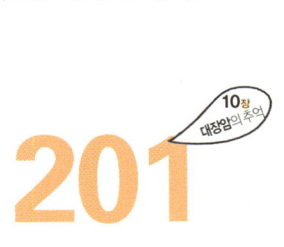

론 초음파니 CT 검사가 필요 없다는 것은 아니다. 다만 진단을 하는 데에도 순서가 있다는 얘기다. 손가락 하나면 진단할 수 있는데 굳이 돈 낭비, 시간 낭비할 필요가 있을까? 항문에서 출혈이 있다는데, 항문이 아프다는데, 직장 수지 검사도 하지 않고 차트나 만지작거리며 환자에게 이 검사, 저 검사 해보라고 권유하는 의사가 있다면 그런 의사야말로 돌팔이일 공산이 크다. 항문 출혈이 있다는데 직장 수지 검사는 고사하고 심지어는 환자의 항문을 보지도 않고 처방을 내리는 의사도 있다고 하니 안 될 말이다. 환자가 의사에게 항문을 보인다는 게 그리 썩 내키는 일이 못 되듯이, 의사에게 있어서도 직장 수지 검사는 번거롭고 귀찮은 검사임이 틀림없다. 그렇지만 중요하면서도 가장 기본이 되는 검사이기에 소홀히 할 수 없는 것이다. 손가락 사용하기를 주저하지 않는 의사들이 많은 나라, 이왕에 몸을 맡길 거면 '똥꼬'도 거침없이 내보일 수 있는 환자들이 많은 나라, 그런 나라라면 다른 것은 몰라도 적어도 대장암으로 요절하는 사람만큼은 현저히 줄어들 것이다.

대장암의 일대기

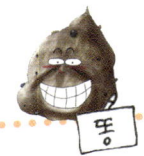

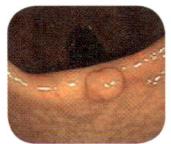
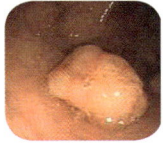
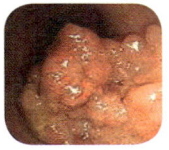
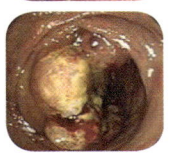

용종이 대장암으로 성장하는 과정

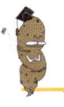
용종일 때 잡자

지금도 많은 사람이 대장암으로 투병 중이고 또 대장암으로 죽어가고 있다. 안타까운 일이 아닐 수 없다. 어떻게 하면 대장암에 걸리지 않을 수 있는 것일까? 대장암을 예방하는 방법이 있기는 있는 것일까?

대장암에 대해 알기만 하면 적어도 대장암으로 생명을 잃는 일만큼은 얼마든지 막을 수 있다. 대장암을 예방하려면 우선 대장암의 과거, 유년 시절의 대장암에 대해 살펴볼 필요가 있다. 자, 지금부터 대장암의 어린 시절로 되돌아가 보자.

좌측의 사진은 대장암의 일대기를 보여주는 매우 의미심장하면서도 중요한 사진이다. 첫 번째 사진은 아직 대장암으로 변하기 전, 그러니까 대장암의 유년 시절의 사진이다. 이때는 그저 단순한 용종 상태인 것을 볼 수 있다. 이렇듯 온순하고 평범하면서도 전혀 위협적이지도 않던 용종이 시간이 지나면서 서서히 흉측한 모습으로 변해가는 것이 보이는가? 네 번째 사진은 변신을 완전히 마친 대장암 사진이다. 이와 같은 대장암의 일대기가 밝혀진 것은 인류에게 있어 획기적인 사건이 아닐 수 없다. 마침내 대장암을 예방하고 정복하는 길이 열린 것이나 마찬가지이기 때문이다. 대장암의 과거를 좀 더 파헤쳐보자.

건강 검진 결과지를 받아보면 용종이나 선종 또는 증식성 용종이란 단어가 자주 등장한다. 증식성 용종은 대장암과는 무관하지만 선종은 나중에 대장암으로 변할 수 있는 용종이다. 실제로 대장암의 95% 이상이 선종으로부터 생기는 것으로 알려졌다. 선종이 대장암으로 변하기까지는 5~10년 정도가 소요된다. 대장암이 선종으로부터 유래된다는 사실과 선종이 대장암으로 탈바꿈하기까지 5~10년 정도의 시간이 필요하다는 사실은 매우 중요하다. 대장암의 전 단계인 선종 단계에서 용종을 발견해 대장 내시경으로 제거해버리기만 하면 얼마든지 대장암을 예방할 수 있기 때문이다. 이런 이유로 대장 내시경 검사를 3년에 한 번꼴로 받는 사람의 경우 적어도 대장암으로 사망할 위험은 거의 없다고 해도 지나친 말이 아니다. 사실 대장 내시경 검사를 하는 진정한 목적은 대장암을 발견하기 위해서라기보다는 대장암의 전 단계인 선종을 발견해서 제거하자는 데 있다고 할 수 있다.

대장암의 일대기 사진을 다시 한 번 눈여겨보라. 누군가가 병원을 방문해서 진찰을 받은 결과 앞의 사진처럼 대장암이 발견되었다 치자. 바로 그 환자가 몇 년만 일찍 병원을 찾아 대장 내시경 검사를 받기만 했어도 사진 1처럼 별것도 아닌 용종만 발견되었을 것이 아닌가? 아, 얼마나 안타깝고 후회스러운 일인가! 이보다 더 기막힌 일이 또 어디에 있겠는가? 지금 당신은 어느 단계쯤에 머물러 있는가?

　2009년은 수잔 보일(Susan Margaret Boyle)이라는 여인이 있어 행복한 한 해였다. 고등학교 시절 학교에서 왕따를 당하고, 47세가 될 때까지 결혼도 못한 채 외로운 인생을 살아가던 한 여인이 꿈을 이루는 과정을 지켜보며 그래도 세상은 살 만하고 여전히 가능성으로 가득 차 있다고 생각하게 되었다. 그런 그녀가 부른 'I dreamed a dream'이 수록된 첫 앨범은 발매 일주일 만에 200만 장 이상이 팔렸다고 한다. 나 역시 의기소침해지고 움츠려들라치면 그녀의 노래를 듣곤 한다. 누가 외과 의사 아니랄까봐, 이 대목을 듣고 있자면 종종 대장암이 떠오르곤 한다.

> But the tigers come at night. With their voices soft as thunder. As they tear your hope apart. And they turn your dream to shame.
> 그러던 어느 날 밤 호랑이가 나타났다네. 천둥처럼 부드러운 목소리로 그놈들은 희망을 산산조각 내었지. 그놈들은 꿈을 수치심으로 바꿔놓았지.

　그녀가 부르는 노래처럼 대장암은 다 잠든 조용한 밤에 슬며시 찾아오는 호랑이와 같다. 소리 소문 없이 찾아와서는 인생을 송두리째 흔들어버리고 내동댕이친다. 조용히 찾아오는 호랑이와 같은 대장암, 그에게 잡혀먹히지 않는 방법은 예방하는 방법밖에는 없다. 다 자란 호랑이와 맞장떠서 이길 사람은 없다. 그러므로 호랑이가 고양이만할 때, 그러니까 용종 단계에서 선제공격하는 수밖에 없다. 다른 건 몰라도 적어도 대장암으로 인해 이와 같은 비극을 노래하는 이가 없기를 소망한다.

의사 선생님만 믿는다니까요

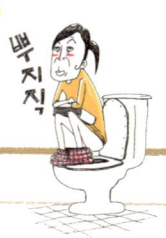

 '의사 선생님만 믿습니다.'라고 입버릇처럼 말하며 의사에게 전적인 신뢰를 보이는 환자들이 많다. 불신에 찬 시선을 던지는 환자들보다야 백번 낫지만 어쩌나 의사를 신뢰하는지, 그저 의사의 얼굴만 바라볼 뿐 스스로 자신의 몸을 살필 줄을 모른다. 병실 복도를 산책하듯 왔다갔다 하며 운동을 한다거나, 독서를 하며 마음을 추스른다거나 하는 행동은 일절 보이질 않는다. 그저 의사의 지시에만 따를 뿐이다. 병을 치료해주는 주체는 의사이지, 환자인 자신이 아니라는 믿음 하나로.

 잠깐, 의사의 어원에 대해 살펴보자. 의사(doctor)는 '시중들다' 또는 '가르치다'라는 말에서 유래했다. 엥? '치료하다'가 아니고? 그렇다니까. 우선 '시중들다'라는 단어에 대해 생각해보면 시중드는 사람은 주체 또는 주인공이 될 수 없다. 그저 옆에서 돕는 조력자에 불과하다. 친구가 될 수도 있지만 주체는 아니다. 의사의 어원이 '시중들다'라는 것은 그래도 이해할 만한데 '가르치다'에서 유래되었다니? 병은 의사가 치료하는 것이 아니라 환자 스스로 치료하는 것이요, 의사는 단지 곁에서 도와주는 존재라는 의미에서 '가르쳐주는 사람'이라는 말이 생겨난 건 아닐지.

 '의사'라는 단어의 어원만 따져 봐도 환자가 주인공이고 의사는 조연임이 확연해

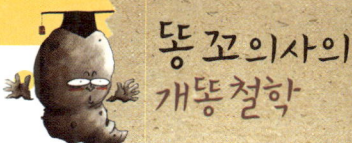

똥꼬의사의 개똥철학

진다. 그런데 어찌 된 영문인지 주인공임에도 조연이나 엑스트라처럼 행동하는 환자들이 너무나도 많다. 환자가 질병을 극복하는 과정에서 의사는 잠깐 등장한다. 메스로 충수돌기를 자른다거나 대장암을 제거한다거나 할 때, 어느 한 부분에서 잠깐 클로즈업될 뿐이다. 당연하다, 조연이니까. 나머지 장면은 모두 주인공에게 할애된다. 그런데 주인공이 손가락 하나 까딱하지 않고 누워만 있으면서 조연인 의사의 얼굴만 바라보는 것이니, 어디 이래서야……. 영화가 영화다우려면 주인공이 주인공다워야 한다. 질병이 회복되는 과정 역시 마찬가지다.

질병이 회복되는 과정에서 언제나 주체는 환자 자신이다. 환자는 소극적이고 의사는 적극적이라면 주객이 전도된 것이요, 해괴한 모양새임에 틀림없다.

11장 화장지 휘날리며

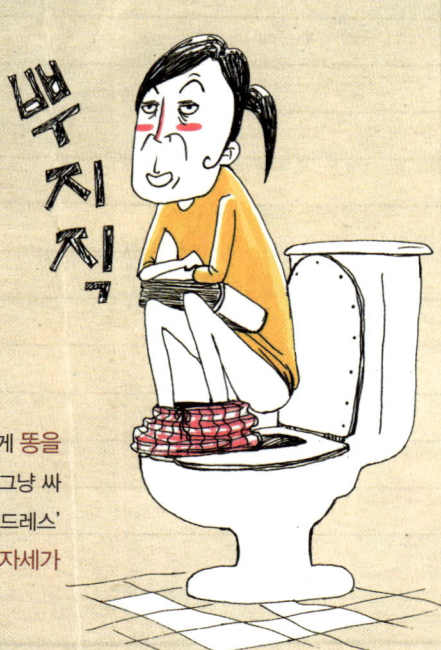

똥을 시원스레 싸지르려면 먹는 것 못지않게 똥을 누는 자세도 매우 중요하다. 자세라니? 그냥 싸면 되는 거 아니야? 똥 누는 게 골프냐? '어드레스'가 필요하게. 하지만 운동할 때만 바른 자세가 필요한 게 아니다.

과감히
쪼그리고 **앉자**

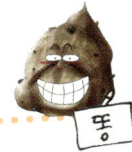

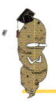 **카타르시스의 어원은 '싸지르다'이다**

현대인이라면 누가 되었든 일탈을 꿈꾸게 마련이다. 그래서 여행을 하거나 쇼핑을 하면서 잠시나마 답답한 일상을 털어내려 안간힘을 쓴다. 이런 면에서 보면 여행이니 쇼핑 같은 행동 역시 카타르시스의 일종이다. 카타르시스(katharsis) 하면 실컷 우는 것을 떠올릴 사람은 많아도 그 어원이 배설(排泄)이라는 사실을 아는 사람은 많지 않다. 옛날 현인들은 배설의 기쁨과 중요성을 깊이 깨달았다는 것인데, 새삼 그들의 지혜에 존경심을 갖게 된다.

풋고추 열무쌈 불땀나게 먹고
누런 똥 싼다
돌각담 틈새 비집고 들어온 바람
애호박 꽃망울 흔드는데

이쁘구나 힘주어 누런 똥 싸다보면
해지는 섬진강 보인다
사는 일 바라거니 이만 같거라
땀나게 꽃피고 새 거름 되거라

　곽재구 시인의 〈누런 똥〉이란 시다. '누런 똥 싸며 사는 일 바라거니 이만 같거라.'라고 노래하는 시인의 기쁨에 나까지 덩달아 기분이 좋아진다. 하지만 곽재구 시인의 기쁨에 동참은 고사하고 은근히 부아가 치밀 사람들도 적지 않다. 허구한 날 변비 환자를 진료하고 치료하는 외과 의사이기에 그런 사람이 많음을 누구보다도 잘 안다.
　똥을 시원스레 싸지르려면 먹는 것 못지않게 똥을 누는 자세 역시 매우 중요하다. 자세라니? 그냥 싸면 되는 거 아니야? 똥 누는 게 골프야? '어드레스'가 필요하게. 하지만 운동할 때만 바른 자세가 필요한 게 아니다.
　우리나라 여성들 가운데에는 공중화장실에서 두 발을 딛고 변기 위에 올라가 쪼그려 앉아 일을 보는 사람이 있다고 한다. 여러 사람이 사용하기 때문에 불결하기 때문이다. 그 이유만으로 변기 위에 올라가 일을 보는 사람이 있다면 눈살을 찌푸릴 것만 같다. 하지만 그림처럼 쪼그리고 앉아서 일을 볼 수밖에 없는 사람들도 있다. '정말? 어떻게 그런 일이……?'
　과학적으로, 해부학적으로 따져보자. 이에 대한 이해를 얻기 위해서는 우선 똥을 수월하게 보기 위한 인체의 해부학적 메커니즘에 대해 알아야만 한다. 앞서 이미 설명한 바 있지만 다시 한 번 복습해보자.
　배변 과정의 이해를 위해 살펴보았던 고무풍선을 다시 떠올려보자. 사진

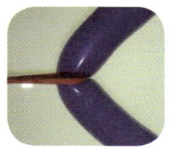
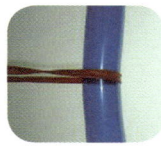
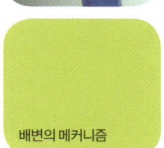

배변의 메커니즘

에서 고무풍선의 윗부분이 직장이고 아랫부분이 항문관, 고무줄이 치골직장근에 해당된다. 첫 번째 사진에서 보는 것처럼 평소 직장 및 항문관은 치골직장근에 의해 각을 이루고 있어 똥이 밑으로 흘러내리지 않는다. 두 번째 사진은 똥을 누려고 화장실에 앉아 힘을 줄 때 일어나는 과정을 모형화한 것으로 치골직장근이 느슨해지면서 직장과 항문관이 곧게 펴지는 것을 볼 수 있다. 이런 메커니즘에 의해 직장에 대기하고 있던 똥이 자연스레 항문 쪽으로 내려올 수 있게 되는 것이다.

똥을 시원스레 누자면 앞서 살펴본 바와 같이 직장과 항문관이 얼마나 곧게 펴지는가가 매우 중요하다. 물론 대부분의 사람은 좌변기에 걸터앉아 일을 보건, 쭈그리고 앉아 일을 보건 별 문제없다. 하지만 치

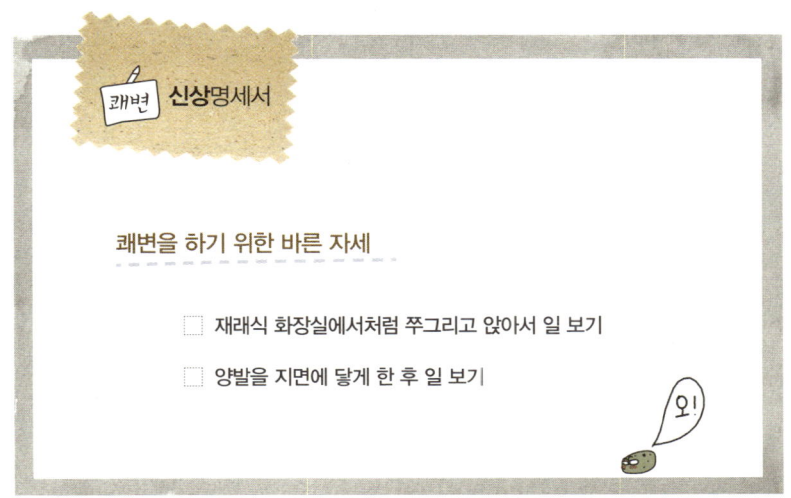

골직장근이 느슨해지지 않아 똥을 시원스레 눌 수 없는 사람의 경우에는 얘기가 다르다. 배변 조영술로 실험을 해보면 좌변기에 걸터앉아 일을 볼 때보다는 재래식 화장실에 쭈그리고 앉아 일을 볼 때 치골직장근이 훨씬 많이 풀리게 된다. 직장과 항문관이 이루는 각이 훨씬 커져 더 곧게 펴진다는 의미다. 물론 이렇게 되면 똥을 누기도 한결 수월해진다. 이와 같은 인체의 메커니즘을 이해하면 좌변기 위로 올라가 일을 보는 사람들에게 함부로 손가락질할 수 없다. 불결해서 올라가는 것이 아니라 쾌변을 하기 위해 궁여지책으로 그렇게 할 수밖에 없는데 동정은 못 할망정 어찌 손가락질을 할 수 있겠는가? 똥을 누는 메커니즘을 이해한 만큼 혹여 지독한 변비로 고생하는 이가 있다면 이와 같은 자세로 일을 도모해보길.

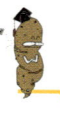

엄마, 아빠 도와주세요

우리나라 엄마들은 대단하다. 아이가 아프다 싶으면 기저귀까지 풀어헤쳐 아이의 똥을 살피고 그것으로도 모자라 심지어 맛까지 보는 이도 있다. 아이에게 좋다는 것은 다 먹이고, 규칙적인 배변 습관을 길러주기 위해 아이가 똥 누는 것을 곁에서 지켜보기도 한다. 이런 우리나라 엄마들의 극성을 아는 사람들은 앞다퉈 어린이 변기 사업에 뛰어들어 쏠쏠한 재미를 챙기고 있다고 한다. 하지만 이렇듯 아이들의 배변에 신경을 쓴다 하면서 정작 중요한 사실을 간과하는 엄마들이 많기에 안타깝기만 하다.

아이가 되었든 어른이 되었든 시원스레 똥을 누자면 반드시 두 발이 지

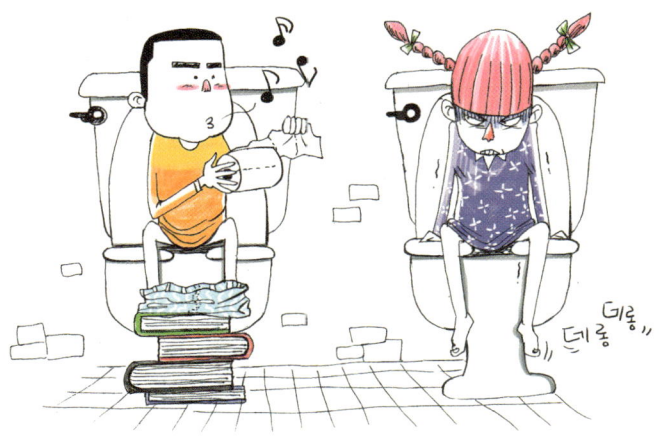

면에 닿아 있어야만 한다. 두 발이 지면에 닿지 않고 대롱대롱 매달린 자세로 일을 보자면 여간 어려운 게 아니다. 이는 직접 체험해보면 금세 알 수 있는 사실이다. 아이들이 아주 어릴 때면 모를까, 5~6세만 되어도 부모는 아이가 집에 설치되어 있는 좌변기에 앉아 일을 보게끔 유도하는 경향이 많다. 하지만 이는 매우 잘못된 교육이다. 아이의 변비를 조장할 위험이 크기 때문이다. 어린이 변기를 사용하든지 아니면 아이가 좌변기에 앉아 '응가'를 할 때는 발밑에 두툼한 책이나 받침대를 대주는 것이 좋다. 별것 아닌 것 같지만 그 차이는 엄청나다. 아이들에게 적용하기 전에 먼저 부모들이 체험해볼 것은 권한다. 두 발을 지면에서 뗀 채 대롱대롱 매달린 자세로 똥을 누는 것이 얼마나 어려운가를 몸소 체험하고 나면 아이에 대한 무심함에 새삼 놀랄 것이고 다시는 그런 누를 범하지 않을 것이다.

화장지의 역사

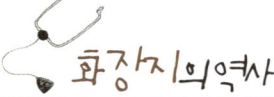

먼먼 옛날, 사람들은 볼일을 본 후 뒤처리를 무엇으로 했을까? 초기 그리스인들은 뒤를 닦는 경우가 드물었다고 한다. 꼭 필요한 경우에만 손가락이나 조약돌을 이용했다고 한다. 초기 로마인들 역시 조약돌로 뒤처리했다고 한다. 이후 사람들은 건초더미나 풀 잎사귀, 아마천 등을 사용했던 것으로 알려진다.

종이가 처음 발명된 건 서기 105년경 중국의 채윤이란 사람에 의해서였다. 이래서일까? 세계에서 최초로 종이를 이용해서 뒤를 닦은 사람은 중국인이었던 것으로 전해진다. 그렇다면 서기 105년 이후로 중국인들은 종이로 뒤를 처리했단 말이야? 천만에. 그런 것은 아니다.

18세기 유럽만 해도 종이가 무척 귀했기 때문에 19세기에 이르러서야 사람들이 신문지로 뒤처리를 하기 시작했다.

최초의 화장실용 화장지가 등장한 것은 1850년 영국에서였다. 하지만 20세기 중엽까지만 해도 유럽 사람들 대다수는 여전히 신문지를 오려서 뒤처리했으며 오늘날에도 세계 인구의 4분의 1이 채 안 되는 인구만이 화장지를 사용한다.

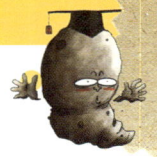

똥꼬의사의 개똥철학

화장지가 나오기 전까지 사람들은 손가락이나 물, 모래, 흙, 나뭇잎이나 나무껍질, 돌, 건초, 지푸라기 등 뭐든 닥치는 대로 사용했다는 얘기? 당연하다. 그게 뭐 어떻다고? 똥 누는 부시맨 옆에 화장지가 있다면 부시맨 역시 화장지로 뒤처리하지 않겠는가? 똥 누는 모델 옆에 달랑 옥수수 수염밖에 없다면 잘나가는 모델이고 뭐고 옥수수 수염을 사용하지 않겠는가? 인류의 뒤처리 역사만 잠깐 살펴봐도 본디 고상한 인간 같은 건 존재하지 않음을 깨닫게 된다. 우리 모두는 환경의 지배를 받을 수밖에 없는 다 그렇고 그런 너와 나일뿐이다.

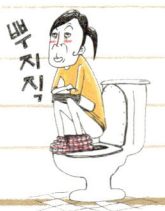

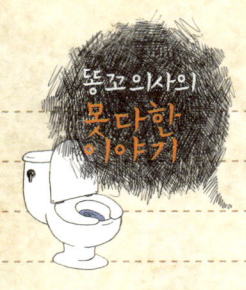

질병에겐 뭔가 특별한 것이 있다...

어느덧 이야기를 마쳐야 할 시점에 다다른 듯하다. 나름대로 똥에 대해, 똥과 관련한 의료와 질병에 대해 주저리주저리 늘어놓았는데, 시끄러운 세상에 소음 하나만 더 보탠 것은 아닌가 하여 두려운 생각마저 든다. 결론적으로 말하면 똥의 역할은 사람을 질병으로 이끌어주는 것이다. 병에 대한 정보를 사람에게 건네줌으로써 질병으로부터 사람을 보호하는 것이 똥의 역할이자 목소리다. 이런 똥의 역할을 강조하기 위해 지금까지 어쭙잖은 재주로나마 손짓 발짓해가며 많은 이야기를 늘어놓은 것에 다름 아니다. 똥이 가리키는 손가락이 질병을 향하고 있는 만큼 질병의 의미에 대해 간략히 살펴보는 것으로써 똥 얘기를 맺는 것이 이치에 맞지 싶다.

두고두고 나의 기억에서 사라지지 않는 남자 환자가 있다. 육십대 초반의 나이에 키는 땅딸막했고, 까칠까칠한 송충이를 얹어놓은 듯한 눈썹을 가지고 있었다. 레지던트들에게는 신과 같은 존재인 주임 교수와 가까운 사이라 그런 것인지는 알 수 없었지만, 아무튼 기고만장하기 짝

이 없는 볼썽사나운 환자였다. 환자는 위암 수술을 받기 위해 입원을 했는데, 그런 사실을 전혀 모르는 듯했고, 주임 교수 역시 위암이라는 사실을 절대 환자에게 알리지 말라며 레지던트들에게 단단히 입단속을 시켰다. 당시 나는 레지던트 1년차였다. 위암은 복부 전체로 퍼져 있었기 때문에 위를 절제하는 수술은 의미가 없었고 결국 환자의 배를 열었다 닫는 것으로 수술은 종결되었다. 수술을 받고 며칠이 지나 환자가 식사를 할 수 있게 되자, 환자가 누워 있던 특실로 하루 세 번 꼬박꼬박 호텔의 고급스러운 음식이 배달되었다. 음식을 실어 나르는 역할은 환자의 운전기사가 도맡았다. 환자의 환부를 소독하러 병실로 들어서면 환자는 골프채를 휘두르며 내게 골프를 쳐봤냐며 묻는 게 다반사였는데, 태도로 보나 말투로 보나 으스대는 분위기가 역력했다. 몸이 성한 사람이 으스대는 꼴도 보기 어려운데, 하물며 자신의 몸속에서 무슨 일이 일어나고 있는지도 모른 채 잘난 척하는 이의 꼴사나운 행동을 보기란 더더욱 쉽지 않았다. 아니 한심스럽고 불쌍하기만 했다. 환자는 그렇게 행동하다 퇴원했다.

어찌 보면 그다지 대수롭지도 않은 환자이건만 두고두고 내 기억에서 사라지지 않는 이유가 뭘까? 적어도 배를 가르는 수술을 받았다면 사람이 뭔가 달라져도 달라져야 한다는 나의 신념 때문인지도 모르겠다.

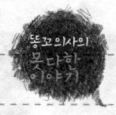

송충이 눈썹의 남자는 수술을 받고 나서도 수술을 받기 전과 전혀 달라진 게 없었다. 여전히 교만했고 기고만장하기만 했다. 위암 말기였다면 몇 차례 더 입원을 했을 터, 생의 마지막 순간까지 그런 모습을 하고 있지는 않았으리라 믿고 싶다.

내가 좋아하는 시인 중에 정일근 씨가 있다. 그의 시는 난해하지 않아 좋고 울림과 깨달음이 있어 좋다. 그의 시 중에 〈나의 손〉이란 작품이 있는데 소개하면 다음과 같다.

어릴 때는 손으로 무얼 잡고 잠을 자지 못했다. 새 연필 한 자루 꼬옥 쥐고 잠들어도, 은전을 얻어 꼬옥 쥐고 잠들어도 자고 나면 빈손이었다. 요즘은 손으로 잡은 것을 놓지 못한다. 책을 읽다 잠이 들면 깰 때도 책을 잡고 있다. 지갑을 쥐고 잠이 들면 깰 때도 지갑을 잡고 있다. 어젯밤 꿈속에서는 일확천금을 잡았다. 잠을 깨나 그때까지 내 손은 꿈속의 일확천금을 꼭 잡고 있었다. 얼마나 힘주어 잡고 있었는지 빈손에 땀이 가득하다. 잡으면 놓지 않으려는 악착같은 손이 나와 같이 나이 쉰에 가까워지고 있다.

어떤가? 쉬우면서도 뭔가 깊은 울림이 있지 않은가? 정일근 시인의 인생에 있어 큰 전환기를 마련해준 도화선은 다름 아닌 질병이었다. 이십대 후반과 삼십대 전부를 일간지 사회부 기자로 일했던 그는 불혹을 지

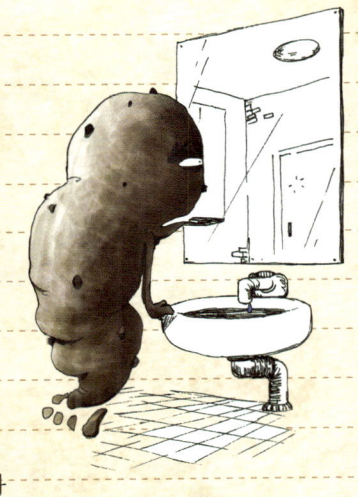

나면서 몸이 크게 망가지고 말았다. 어느 날 갑자기 쓰러져 뇌수술을 받는 지경에 이르게 된 것이다. 다행히도 그는 목숨을 건졌을 뿐만 아니라 별 합병증 없이 정상적인 생활을 할 수 있게 되었다. 죽음을 경험하고 돌아온 그는 이를 통해 달리는 것만이 삶이 아니라는 것을 배웠다고 한다. 달려가면 갈수록 자신이 도착하려는 결승점에서 점점 멀어지는 것이 삶이라는 것을 깨닫게 된 것이다. 결국 정일근 시인에게 다른 삶, 참된 삶, 삶다운 삶을 제공한 장본인은 다름 아닌 질병이었다고 해도 무리가 아니지 싶다. 정일근 시인의 고백과 시를 통해 우리는 질병의 의미를 깨달을 수 있지 않을까? 내가 느닷없이 정일근 시인을 들먹이는 이유 또한 바로 여기에 있다.

언젠가 TV에서 이런 일화를 소개한 적이 있다. 어떤 아이가 아버지가 운영하던 공장으로 놀러갔다고 한다. 공장은 기계 돌아가는 소리로 몹시 시끄럽긴 했지만 그리 위험하지는 않았기에 아버지는 아이 혼자 놀도록 내버려두었다. 마냥 신기한 눈으로 이곳저곳 돌아보며 정신없이

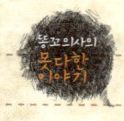

놀던 아이는 집에 돌아갈 시간이 되어서야 자신이 차고 있던 손목시계를 잃어버렸다는 것을 알게 되었다. 공장 안을 샅샅이 뒤져보았지만 시계를 찾을 수 없게 되자 아버지에게 그 사실을 알렸다. 그러자 아버지는 공장장에게 공장 안의 모든 기계 작동을 중단하라고 지시했다. 사장의 갑작스러운 지시에 공장장은 어리둥절해하며 기계의 작동을 일시 중단시켰다. 요란한 소음을 내며 돌아가던 기계가 멈춰 서자 공장 안은 쥐죽은 듯 조용해졌고 아버지는 아이에게 시계의 초침 소리에 귀를 기울이며 다시 시계를 찾아보라고 했다. 초침 소리에 귀를 기울이며 이곳저곳을 살펴보던 아이는 어디선가 째깍째깍 울리는 시계의 초침 소리를 들을 수 있었고, 이내 잃어버렸던 시계도 찾을 수 있었다고 한다.

나는 이 일화를 보면서 질병의 의미가 바로 이런 게 아닐까 하는 생각을 하게 되었다. 우리는 너나없이 돈에 눈멀고 출세에 귀먹고 자기 과시에 혈안이 되어 가족도, 친구도, 이웃도 잊은 채 살아가고 있는지도 모른다. 시계를 잃어버린 아이와 같이 우리는 뭔가 소중한 것을 잃어버린 채 살아가고 있지만 좀처럼 그것을 찾을 길이 없는 막막한 삶을 살아가고 있는지도 모른다. 이런 우리의 삶이 너무나도 안타깝고 안쓰러워 신은 우리 몸의 작동을 일시 중단시키기로 결정하고 질병을 주시는 것인지도 모를 일이다. 이런 면에서 보면 질병은 단순히 재수 없는 사건이 아니라 또 다른 기회이자 축복이라고 할 수도 있지 않을까?

"우리의 몸은 그 나름대로 지혜를 가지고 있어 우리에게 균형이 깨졌다는 신호를 보낸다. 질병은 우리로부터 배신당한 육체가 우리에게 대화를 요구하는 통로라고 할 수 있다."

프랑스의 심리 치료사 기 코르노의 말인데 나 역시 그의 말에 전적으로 동감한다.

우리의 몸은 그 나름대로
지혜를 가지고 있어 우리에게
균형이 깨졌다는 신호를 보낸다.

에필로그

똥! 고맙다.
이제 만나서 얘기하자

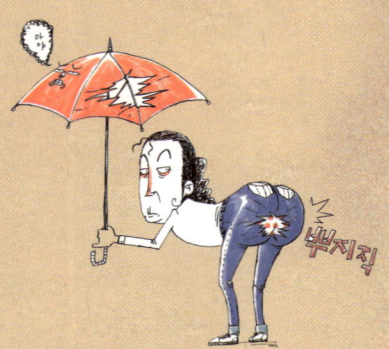

어이, 똥!

잘 지냈냐? 내가 보고 싶었다고? 나도. 그나저나 머리 터지는 줄 알았다. '심플(?)'한 뇌를 가졌기에 망정이지 '델리키트'한 뇌라도 가졌더라면 아마 머리가 터지고 말았을 거다. 사랑 노래니 헌시니 하는 거, 그거 아무나 쓰는 게 아니더라고. 써보니까 알겠더라. 원고를 쓰는 내내 친한 건 친한 거고, 원고는 원고란 생각을 했다. 쉽지 않았다는 얘기지. 뇌보다 몸을 의지해서 사는 놈은 그저 몸으로 때우는 게 속 편하다는 걸 책을 쓰면서 또 한 번 절실하게 느낄 수 있었다.

너의 배경, 행적, 희생, 헌신, 사랑 등에 대해 속속들이 일목요연하게 정리하고픈 마음이야 굴뚝같았지. 하지만 그게…….

너도 알지? 내 한계가 여기까지라는 걸. 아무튼 어쭙잖은 책을 통해서나마 앞으로 너에 대한 대우가 달라졌으면 하는 마음만큼은 누구에게도 뒤지지 않는다는 거, 그것만큼은 알아주라.

탕수육이 너무 다네, 등심이 너무 질기네 하며 떠들어대듯 앞으로는 너에 대한 얘기도 서슴없이 사람들의 입에 오르내렸으면 하는 바람이 간절하다.

야, 똥! 말이 나왔으니 말인데, 너 어릴 적 이름이 '분'이 아니냐? 糞(똥 분) =米(쌀 미) + 異(다를 이). 모양만 다를 뿐 먹는 쌀과 하등 다를 게 없다 하여 너희 아버지가 붙여준 이름 아니냐?

그런데 어쩌다가 이 지경에……. 아무튼 자세한 거야 만나서 얘기하기로 하고, 술집 예약해라. 너에 관한 책이니만큼 네가 먼저 읽어봐야 할 테고, 이왕이면 조용한 술집이 낫겠지? 책 들고 나갈 테니 술값 들고 나와라.

친구 호탁이가

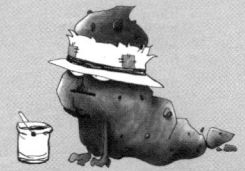

똥은 기둥차다